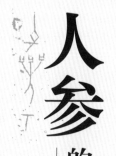

人参

的鉴别和应用

主编 陈军力

文汇出版社

本书编委会

主编

陈军力

编委会

马晓骅　张　雪　胡　怡

目 录

前 言
致 谢

第一章 人参的应用和发展史 001
一、人参发展历史的记载 001
二、人参在中药中的地位 005
三、上海参业发展过程 007
四、人参的分类 007

第二章 野生人参 009
一、亚洲野生人参的产地范围和生长环境 009
二、野生人参的鉴别 010
三、野生人参的加工和规格等级 023

第三章 林下山参（野山参） 027
一、林下山参的起源 027
二、林下山参的发展现状和展望 028
三、林下山参的抚育 029
四、林下山参的鉴别 040
五、林下山参的加工和规格等级 043

第四章 移山人参 045
一、传统移山人参的来源和类别 045
二、趴货的抚育 050
三、传统移山人参的鉴别 052

055　　　四、传统移山人参的加工和规格等级

057　**第五章　园　参**

057　　　一、园参的来源和类别

059　　　二、园参的种植

063　　　三、园参的加工分类和成品规格

082　**第六章　朝鲜人参（附日本人参）**

082　　　一、朝鲜人参的来源和产地

083　　　二、朝鲜人参的种植

084　　　三、朝鲜人参的加工分类和成品规格

092　　　附：日本人参

096　**第七章　西洋参**

096　　　一、西洋参的发现和应用

097　　　二、西洋参的产地分布与生长环境

098　　　三、西洋参的分类与种植

107　　　四、西洋参的加工与成品规格

112　　　五、西洋参的功效

114　**第八章　人参的使用和服法**

114　　　一、人参的现代研究应用

118　　　二、人参的服法和用量

119　　　三、人参的保存

120　**参考文献**

前言

人参是使用广泛、疗效独特的植物类中药，在中医药几千年发展过程中，具有无可替代的作用和地位。

1990 年，国家卫生部、人事部和中医药管理局等五部委，组织开展全国第一批老中医药专家学术继承工作。我与李跃雄同被选为继承人，师从中药参茸界泰斗孔庆蕃先生，学习参茸鉴别。

三年后出师，我俩将先生从业五十余年的学术经验，并结合自身业务实践的体会，整理、汇编成《参茸的鉴别和应用》一书，并以所在企业名义，1994 年交由文汇出版社付梓。

二十多年来，这本小册子在同行技术交流以及基层从业人员培训，特别是初入参茸业者的启蒙教育中，起到些许作用。

在科技进步和市场发育的双重催化下，近年来人参产业着实发生了不小变化，总结、汇集、充实在广泛而严谨的实践基础上获取的新认知新技术，很有必要对原书进行修订乃至重编。然因自己忙于日常工作，分身乏术而付诸阙如。

2018 年，国家中医药管理局再行开展第六批全国老中医药专家学术传承工作，我被选任为导师，在人参鉴别细分领域，带教胡怡、张雪二人，同时受上海市药材有限公司委托，兼带马晓骅同学。

近三年间，师生一起深入产区和市场，以与时俱进的科学态度，重视产业涌现的新情况、新问题、新认识，多方考察，系统研究，共同完成了这本新编的《人参的鉴别和应用》。本书既是我这些年再学习再实践的经验小结，也可视作三位同学从师结业的学术论文。

全书共分八章。其中，第一、五、八章由张雪执笔，第二、三、四章由马晓骅执笔，第六、七章由胡怡执笔。此外，马晓骅还负责本书全部插图的收集、拍摄与整理。著者力求对人参产业和市场有客观真实的反映；对人参鉴别和分类有独到的见解；对商品等级标准和加工方法有历史的承载。

我国人参产业链，历来分为北方产区和南方销区两大板块。由于所处环境不同，其对人参的命名方法、鉴别要点、等级规格，存在一定差异性。虽然我们力求全面反映产销两块的认知与观点，但囿于所处条件，更多的是从销区视角来反映。同时限于学术视野宽度、专注深度和能力水平高度不达，书中错误之处在所难免，真诚欢迎业内和各界人士批评指正。

本书编著过程中，参考了部分公开发表的文献资料和研究成果，并得到业内专家和资深人士的指教与帮助，在此一并致谢。

当前，中医药事业和产业正处于新的发展机遇期。我们将守正创新，执着耕耘，弘扬中医药瑰宝，造福于人类健康。

陈军力

2020 年 9 月

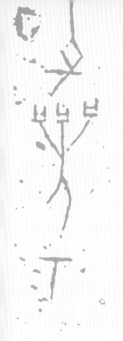

致谢

本书在编著过程中，得到一些同道的真诚帮助。他们有的提出了中肯的意见和建议；有的对一些具体问题给予过解惑和答疑；有的对实地考察提供热情接待和介绍，在此一并表示衷心感谢。

李跃雄　　上海工匠，副主任药师，上海上药神象健康药业有限公司副总经理，从事参茸经营三十多年。合著有《参茸的鉴别和应用》等著作。

李桂生　　博士研究生，烟台大学药学院生药学教研室主任。从事人参性状鉴定、分子鉴定及物质基础研究二十余年。著有《野生人参鉴别技术》等多部著作。

于振江　　国家参茸标准委员会委员，吉林北方参茸食品检验中心野山参鉴定专家，延边山参研究所所长，延边野山参行业协会会长。

董兆利　　人参世家，辽宁桓仁宝参堂药材有限公司总经理。从事野山人参收购、加工和林下山参抚育工作四十余年，具有丰富的野山参鉴定经验。

郑殿家　　正高级农艺师，吉林省集安人参研究所原所长，人参栽培技术和新品种选育方面专家。研究成果获多项省科技进步一、二等奖和国家发明专利，参与制定了多项国家和省地方标准的制定。

许成俊　　人参种植世家，吉林集安大地参业有限公司总经理。人参种植、加工方面的专家。大面积农田平地栽参的首创者、引领者。获多项省科技进步一、二等奖，拥有多项人参种植、加工方面的发明专利。

王德富　　吉林省抚松县人参文化研究会会长。长年进行人参文化研究和教育工作，并从事人参题材的文艺创作。创作出版多部电视剧和人参相关科普著作。"生态童话系列"获第六届全国优秀少儿图书奖。

冷维臣　　吉林省抚松县人参文化研究会副会长，抚松县兴隆乾元特产有限公司董事长。从事野生人参收购、加工和销售四十余年，具有丰富的野山人参鉴别经验。

王文水　　山东省威海市文登区张家产镇西洋参产业协会会长，山东文登继振西洋参产业有限公司董事长。从事西洋参种植加工四十余年，是西洋参引种、繁育、加工方面的专家。

何显威　　辽宁桓仁野参堂中药材有限公司总经理。从事野山参收购、加工和林下山参抚育工作二十余年。是野山参鉴定方面的后起之秀。

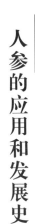

第一章 人参的应用和发展史

一、人参发展历史的记载

人参（Panax ginseng C. A. Mey），五加科人参属多年生草本植物的干燥根和根茎。人参是世界上驰名的药材，在我国被发现和应用的历史源远流长。人参与中华民族文明的起源和发展相伴而行，最早的文字记载出现在有三千五百年历史的甲骨之上。图 1-1 即为《殷墟书契前编》收录的甲骨文"参"字。甲骨文产生于我国商殷时代（公元前 16 世纪），是中国迄今为止最早的文字。也就是说，中国从出现文字开始，就有人参的记载。春秋时期，越国大夫范蠡所著《范子计然》一书（约成书于公元前 480 年）中，就有过"人参出上党，状类人形者善"的描述。上党即当今的山西省长治市一带，属太行山脉。目前专家们比较一致的看法是，上

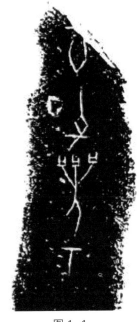

图 1-1
甲骨文中的"参"字

党人参与现在的长白山人参是同种，而不是现在上党的道地药材党参。由此看来，有文字记载产地和性状的人参也已有两千五百年的历史了。

东汉许慎（约58—147年）所著《说文解字》中注明"人参，药草，出上党"。

成书于汉末时期（184—220年）的《名医别录》中载明人参："一名神草，一名人微，一名土精，一名血参，如人形者有神，生上党及辽东。"

南朝齐梁陶弘景（456—536年）所著《本草经集注》中记载："上党郡在冀州西南。今魏国所献即是，形长而黄，状如防风，多润实而甘。世用不入服乃重百济者，形细而坚白，气味薄于上党。次用高丽，高丽即是辽东。形大而虚软，不及百济。"高丽即现在的辽宁东部及朝鲜半岛北部区域；百济即现在的朝鲜半岛南部区域。

从文献记载时间先后顺序看，人参产区的记载最初是在山西太行山脉一带，而后在东北长白山脉及朝鲜半岛也有发现。秦汉时期，中原地区农耕文化已经发展到一定的水平，对人参的认识与应用已经有了相当长的时间，东北地区的少数民族先祖尚处于原始的游牧、狩猎生活方式。随着中原医药文化的对外传播和交流，人参逐渐被东北少数民族所认识和发现。因此，人参产地的文献记载逐渐由山西太行山脉一带，往东扩展到我国东北及朝鲜半岛一带。

人参的生长环境，《名医别录》中记载："三桠五叶，背阳向阴，欲来求我，椴树相寻。"又注曰，"椴树叶似桐甚大阴广，则多生。"

北宋苏颂（1020—1101年）编撰的《图经本草》中称人参："多生于深山中，背阴近椴漆下湿润处。"

人参的植物形态，三国时期魏人吴普所著《吴普本草》记载："三月生，叶小兑，核黑，茎有毛。三月、九月采根，根有头、足、手，面目如人。"

唐代苏敬（599—674年）参与修撰的《新修本草》中描述："人参苗似五加而阔短，茎圆，有三、四桠，桠头有五叶。"

北宋苏颂《图经本草》中对人参的描述："初生小者三、四寸许，一桠五叶，四、五年后生两桠五叶，未有花茎；至十年后生三桠，年深者生四、五桠，各五叶，中心生一茎，俗名百尺杆。三月、四月有花，细小如粟，蕊如丝，紫白色；秋后结子，或七、八枚，如大豆，生青熟红，自落。根如人形者神。"

人参的采收加工，南齐陶弘景《本草经集注》中记载："二月、四月、八月上旬采根，竹刀刮，曝干，无令见风。"

明代陈嘉谟（1486—1570年）所撰《本草蒙筌》中对于人参的采收时间有评论："轻虚取春间，因汁升萌芽抽梗，重实采秋后，得汁降结晕成胶。布金井玉阑，入方剂极品。"其释义为："春参无力，虽一两，不如秋参一钱。"

明代李时珍（1518—1593年）所著《本草纲目》记载："上党，今潞州也。民以人参为地方害，不复采取。今所用者皆为辽参。"

明《清凉山志》中记载："自永乐年后，伐木者千百成群，蔽山罗野，斧斤如雨，喊声震天。川木既尽，又入谷中，深山之林亦砍伐殆尽，所存百之一耳。"

民国时期赵燏黄（1883—1960年）《中国新本草图志》载："潞州人参，征录素苛，采挖极滥，参迹日就稀少，不能复古茸之盛况矣。"

由上述文献记载中可知，明代之后上党人参近乎绝迹，是由于人们对山林毁灭性的疯狂采伐，使得人参赖以生存的生态环境惨遭破坏，从而导致太行山、燕山野山参的灭绝。

清初，长白山地区一度被朝廷封为禁区，但未能禁住采参，特别是康熙中期采参业达到全盛时期，山东、河北破产农民闯关东，放山采参为主，岁不下三四万，马牛至七八万，口粮达七八万石。通化县志记载有采参人孙良的一首打油诗："家住莱阳本姓孙／漂洋过海来挖参／路上丢了亲兄弟／沿着蝲蛄河往上寻／三天吃了个蝲蝲蛄／不找到兄弟不甘心。"

由于采挖人数众多，长白山区产量减少，人参主要产区东移至长白山以北乌苏里江以东的锡霍特山脉，那里人迹罕至、物产富饶，满山遍野人参随处可见，多得可称为"参场"。1858年清政府与俄签订《中俄瑷珲条约》，割让乌苏里江以东大片领土。至此我国野山参主要产地退缩到东北长白山脉一带。

人参种植的历史，距今约四百余年，明代开始出现。随着野生人参产量越来越少，采参者便将不足重量的小野生人参集中移植在适当的地方加以看护，待重量足够时再挖出，这就是"移山参"最初的来源。从乾隆朝开始，参苗移植人参的方式开始盛行，之后逐渐发展成伐林开园种植，园参逐渐替代山参成为主要产品。

民国时期，中国的人参栽培业在吉林省通化地区甚为兴盛，据陈福增等编著的《抚松县人参志》可知：民国初年，吉林抚松县已有人参栽培专业户470余家，年产人参35吨，占全国人参产量的70%。抚松县已名副其实地成为中国的人参之乡。1932年，我国著名生药学家、本草学家赵燏黄教授编著出版的《中国新本草图志》第二册全面系统地记载了人参(包括朝鲜人参、东洋人参和西洋人参)的植物形态、栽培方法、生药性状及内部构造等内容，结合历代本草文献进行了详细的论述，并有人参原植物彩色图。赵氏以本草学为基础，以当时的生药学研究成果为主，对20世纪30年代初期以前的人参科研成就作了一次全面的总结。

人参的药性功效，历代医药文献多有记述。

《神农本草经》曰："人衔根，甘微寒，无毒，补五脏，安精神，定魂魄，止惊悸，除邪气，明目，开心益智，久服轻身延年。"

《名医别录》曰："神草，微温，疗肠胃中冷，心腹鼓痛，胸胁逆满，霍乱吐逆，调中，止消渴，通血脉，破坚积，令人不忘。"

唐代医家甄权（541—643年）《药性论》曰："主五劳七伤，虚损瘦弱，止呕哕，补五脏六腑，保中守神，消胸中痰，治肺痿及痫疾，冷气逆上，伤寒不下食。凡虚而多梦纷纭者，加之。"

《本草纲目》曰："人参治男妇一切虚证，发热自汗，眩晕头痛，反胃吐食，痎疟，滑泻久痢，小便频数淋沥，劳倦内伤，中风中暑，痿痹吐血，嗽血下血，血淋血崩，胎前产后诸病。"

现代《中华人民共和国药典》对人参的功效概括为：大补元气，复脉固脱，补脾益肺，生津养血，安神益智。用于体虚欲脱，肢冷脉微，脾虚食少，肺虚喘咳，津伤口渴，内热消渴，气血亏虚，久病虚羸，惊悸失眠，阳痿宫冷。

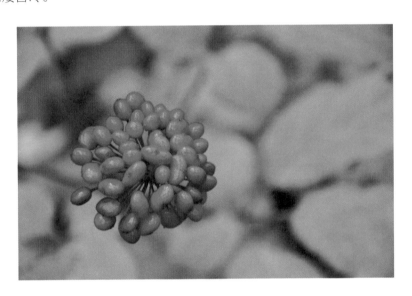

二、人参在中药中的地位

人参的药用价值很早就被古代医家所认知而推崇，在中华文明历史上做出了重要贡献。

近代考古学著作《流沙坠简》记载，在对汉晋简牍研究过程中，发现古代治疗伤寒的医方中已将人参列为首药。

东汉名医张仲景（约150—219年）《伤寒杂病论》共载方剂113首，

其中，含有人参的方剂 21 首，占比 18.58 %。

明代医家李言闻（1483—卒年不详）著有《人参传》一书（原书已佚），书中内容见于其子李时珍撰著的《本草纲目》之中。曰："东垣李氏理脾胃泻阴火，交泰丸内用人参、皂荚，是恶而不恶也。古方疗月闭，四物汤加人参、五灵脂，是畏而不畏也。又疗痰在胸膈，以人参、藜芦同用而取涌越，是激其怒性也。此皆精微妙奥，非达权衡者不能知。生用气凉，熟用气温。味甘补阳，微苦补阴……人参气味俱薄，气之薄者，生降熟升，味之薄者，生升熟降。"

明代医家吴昆（1552—卒年不详）在《医方考》中记载："凡汗、吐、下后渴者，皆胃液不足，宜以人参补之，盖气能蒸溽故耳。"

记述人参的典籍不胜枚举。清代唐秉钧著《人参考》、黄叔灿著《参谱》，对人参的生物特征、栽培方法以及商品规格等方面，都有比较广泛的论述。我国古代，更有独参汤作为急救用药。

2018 年国家公布的 100 个经典名方中有 31 个方剂是含有人参的。在 2020 年的新型冠状病毒肺炎的治疗中，中国各省份推荐的治疗方案中，含有人参的治疗方剂出现 23 次。临床上广泛使用的心血管治疗药物，诸如生脉饮（注射液）、参麦注射液（颗粒）、麝香保心丸、养心氏等，其配方中的"君药"均为人参。

但目前临床使用人参开处方的很少。究其原因，是我国在 20 世纪 50 年代末开始实行医疗保险制度，曾经一度将人参剔除出报销范围，而引导医生在临床上以党参代替人参。六十多年来，广大医生已习惯以党参代替人参处方，而不再会开具人参的处方。虽然在 21 世纪初国家就已经将人参重新纳入医保范围，但广大医生处方党参的习惯并未能改变。人参的处方用量少，大多数医院也未将人参纳入中药饮片的采购范围。

中医临床不处方人参，是中医诊疗上的重大损失。我们期望，中医几千年善用人参的历史长河中，这几十年的停用仅仅是个小插曲。

三、上海参业发展过程

最早的人参专业店是何时出现的目前难以考证。华东地区创设专业的参店以苏州为最早，如苏州西中市古松堂参店创设于1830年。1838年上海经营参燕稀品的阜昌号开张，标志着上海参茸与中药分业经营的开始。

民国以来，上海中药业各行会组织历经改组合并，于1930年统一为上海特别市国药业同业公会、药材业同业公会、参燕业同业公会三大行会，标志着参燕等稀贵商品的行业成为中药业三大子行业之一已经成熟。1946年抗战胜利后按政府颁布的《上海市各业公会整理暂行规划》之规定，三大公会经市社会局批准重新成立。

1949年上海解放时，全市有中药店778家、参茸店75家、药材行246家。全行业形成以雷允上、童涵春、蔡同德、胡庆余为代表的中药零售业；嘉广生、义隆、久和永、元大为代表的药材批发业；阜昌、德昌、葆大、元昌为代表的参茸业的市场格局。上海成为全国重要的中药材集散地和中成药生产地。

四、人参的分类

人参按其生产地不同可分为中国人参、朝鲜人参、日本人参、美洲人参等；按其生长来源不同可分为野山人参、移山人参、园参等；按其加工方法不同可分为生晒参、红参、糖参、大力参、活性参等。

现将目前在市场上销售和市场上已不复存在但在历史上比较有影响的商品人参列表如下（图1-2）。

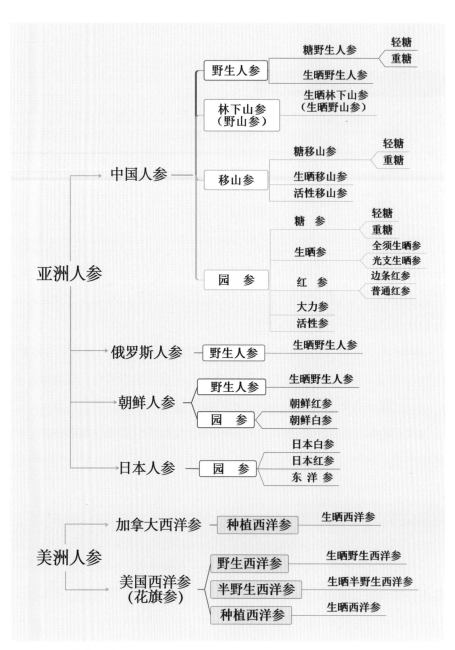

注：按植物分类，亚洲人参是同科同属同种人参，美洲人参与亚洲人参同科同属不同种。

图 1-2　人参的分类

第二章
野生人参

一、亚洲野生人参的产地范围和生长环境

野生人参（original ecological ginseng），是指自然传播，生长于深山密林的原生态人参。在产区又称老山人参、大山人参，销区习称纯野山人参。2016年版《上海中药行业野山参等级规格》中定义："在深山密林中自然生长30年以上的人参，可定为特级野山参。"而目前的现实情况是，人工撒籽自然生长的林下山参，很少有达到30年以上的。所以现在一般情况下，特级野山参大多为野生人参。

亚洲人参分布在北纬38°~48°、东经120°~137°的区域中，主要产于中国东北的长白山脉、小兴安岭的东南部；俄罗斯远东的乌苏里江以东、黑龙江以南的锡霍特山脉；朝鲜半岛北部靠近中国的地区也有分布。亚洲野生人参以我国境内长白山脉及周边地区（主要包括吉林省的桦甸、抚松、靖宇、辉南、长白、安图、蛟河、临江，辽宁省的桓仁、宽甸，黑龙江的小兴安岭等地区）所产的品质为好，俄罗斯锡霍特山脉所产品质为次。

野生人参大多生长在海拔400~1500米，坡度为20°~50°的山地斜坡上，一般不生长在底部洼地。其生长的环境多为针阔混交林或阔叶

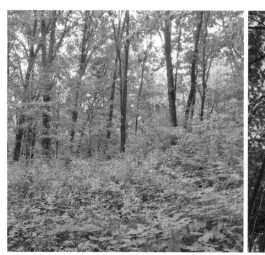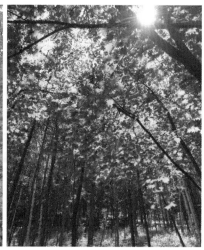

图 2-1 野生人参生长环境

林下，并有多种灌木及草本植物伴生，郁闭度一般在 0.6 左右为宜（图 2-1）。生长地的冬季较为寒冷，平均气温为 -15℃ ～ -20℃，而夏季较为凉爽，平均气温 20℃ ～ 22℃左右。年降雨量在 800 ～ 1000 毫米，其中 7、8 月份降水量 400 毫米左右。每年的无霜期一般在 100 ～ 140 天。土壤为褐色森林土或山地灰化森林土。

二、野生人参的鉴别

　　野生人参主要依靠自然传播，常年自然生长于深山密林之中，历经岁月的变迁，形成其独特的性状特征。有经验者可以通过对这些特征的甄别，推断出人参的生长环境、大概的参龄，以及在生长过程中是否有过人为的干预等诸多信息，并据此判定野生人参的真伪优劣。

　　野生人参的鉴别要点，即"野"和"老"。"野"是因为其在大自然中生长，没有人为因素的影响，集天地之精华，吸日月之灵气，野性天成。"老"是要有一定的生长年限，历经岁月风霜，才能最终成为具有神奇功效的人间神草。在大规模人工栽培人参之前，人参的获得都是通过山农进山采挖所得，这个过程亦称放山。

"芦碗紧密相互生／圆膀圆芦枣核艼／锦皮细纹疙瘩体／须似皮条长又清／珍珠点点缀须下／具此特征野山参。"这首流传在放山人之间的歌谣，形象描绘了野生人参的特征。具体来说，就是要从人参的"五形"，即芦、纹、体、皮、须（图2-2）来鉴定人参的真伪优劣。"野"和"老"也是通过"五形"来体现的。

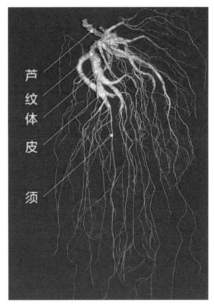

图 2-2 人参"五形"

（一）芦：人参主根上部的根茎

人参每年春季发芽长叶，秋季枝叶枯萎后会在茎上留下一节痕迹，称为"芦碗"。随着年份增加芦碗不断增加，堆积形成野生人参所特有的参芦形态（图2-3）。每一颗生长在野外密林中的人参，因其所生长的地理环境不同、周边的生物环境不同及地质土壤不同等诸多因素，从而形成各种形态的芦。参芦的鉴别，是人参鉴别的重要内容，一直以来就有"南方看芦，北方看须"的说法，由此可见，参芦鉴别的重要性。

参芦的形态多样，常见的有以下几种（表2-1）。

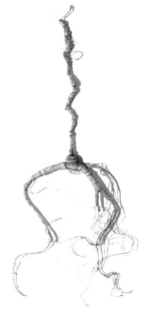

图 2-3 野生人参的芦形态

表 2-1 参芦的种类

马牙芦	形如马的牙齿，粗大而疏。
堆花芦	芦碗紧密，单面堆生，或交叉互生，堆积如花状（图 2-4）。
圆 芦	芦的基部芦碗细小，表面平滑呈圆柱状（图 2-4）。
线 芦	芦圆细如线，较圆芦细而长。
竹节芦	芦碗疏，间距长，茎痕似竹节状（图 2-5）。
雁脖芦	整个芦长而自然弯曲。
回脖芦	发生突然转向的芦。
缩脖芦 蹲 芦	压缩、挤压在一起的芦（图 2-6）。
变异芦	受伤后重新生长，所形成的各种不规则形状的芦（图 2-7）。
二节芦 三节芦	芦的基部往上，圆芦、马牙芦依次排列（图 2-4）； 芦的基部往上，圆芦、堆花芦、马牙芦依次排列。
多茎芦	人参有两个或两个以上的芦头，如双芦、三芦（图 2-8）。

参芦的名称还有很多，如草芦、转芦、吞芦等。

野生人参的芦一般都比较长，参龄达到一定年限的可以见到二节芦，参龄再长的还可见到三节芦，且芦的形态弯曲变化自然。若是参芦发生突然转向，形成回脖芦，则人为动土移栽的可能性较大。由于野外的生长环境复杂多变，有时会发生参芦损伤折断后旁出生长新的芦碗；或某些年份没有长出芽苞，后几年重新接着长等情况，则可见缩脖芦、蹲芦、变异芦等。参芦顶端会有一个越冬芽，如果越冬芽受到损伤，则会激活参芦上的潜伏芽发育生长，有时几个潜伏芽同时生长，则成为多茎芦。

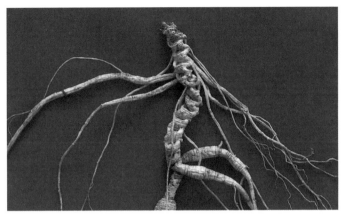

图 2-4　堆花芦、圆芦（二节芦）

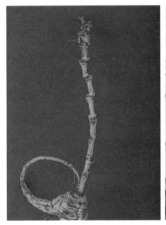

图 2-5　竹节芦

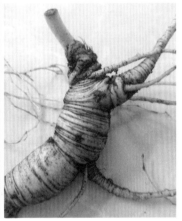

图 2-6　缩脖芦

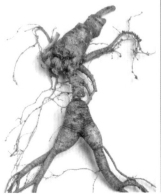

图 2-7　变异芦

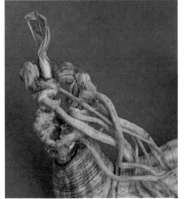

图 2-8　多茎芦

　　随着人参的年份增加，参芦上还会长出不定根帮助主根吸收所需养分。参芦上旁出的不定根，称之为艼（图2-9），而不称为须。艼的种类常见的有如下几种（表2-2）。

　　艼一般出现在高年份的参上。参芦上部艼的数量过多过大，甚至超过了参的主体，俗称艼帽。艼帽的出现，往往可以印证人参的年份足够长，

表2-2　艼的种类

枣核艼	中间鼓，两头尖，状如枣核（图2-10）。
蒜瓣艼	形如蒜瓣，芦一端的艼头钝圆粗大，另一头艼须顺长（图2-11）。
顺长艼	艼较长，上粗下细（图2-12）。
毛毛艼	芦头上长出的弯曲细小的不定根（图2-13）。

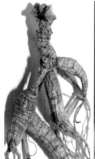 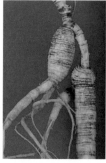 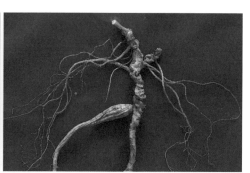

图2-9 艼　　图2-10 枣核艼　　　　图2-11 蒜瓣艼

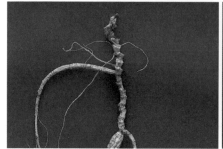 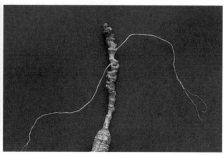

图2-12 顺长艼　　　　　　图2-13 毛毛艼

但同时，芦帽过大，则又影响野生人参的等级评定，降低其作为商品的市场价值。在民国及解放初期，芦帽大的人参，一般会采取修剪掉部分的芦，或者直接降低参的等级来销售。近年来，由于野生人参的资源稀缺而变得弥足珍贵，野生人参的芦帽也不再修剪，而是保持完整的原支销售。一般来说，枣核芦只会在年份足够长的人参上出现，因此，凡具有枣核芦的人参，都被视作品相较好的。

在某些特殊情况下，参的主体受损后逐步腐烂消失，而芦替代主根继续生长，形似人参，习称芦变（图 2-14、图 2-15）。

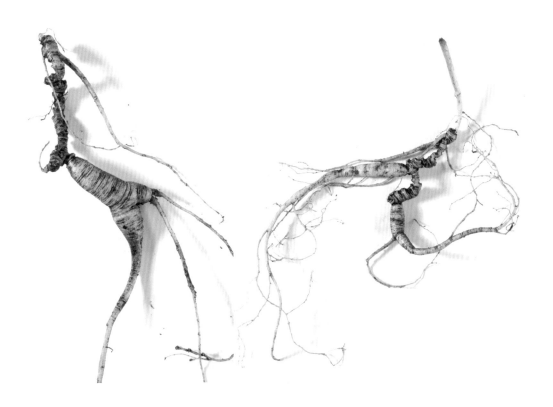

图 2-14 芦变　　　　　　　　　　图 2-15 芦变

（二）纹：人参主根肩部的环形纹理

纹是人参主体留土年份长、生长缓慢所产生的现象，也是人参鉴别的重要依据。常见的有以下几种纹（表2-3）。

人参纹的形成，是因其生长在高纬度的山区，每年秋天地面上的茎叶枯萎后留下芦碗在地面。为了适应冬季的严寒环境，使得芦上的越冬芽不

表2-3　纹的种类

螺旋纹	纹似螺丝细密而深，集中在主根肩部，纹路相连（图2-16）。
细　纹	纹路细密紧致（图2-16）。
浅　纹 水　纹	纹路浮浅而不明显，刚出土时可见，洗净或晒干后不见（图2-17、图2-18）。
散　纹	纹粗而深，纹理断断续续不连贯，有不规则局部中断（图2-19）。
跑　纹	纹从肩部一直延伸到主根中部，甚至到达侧根分岔处（图2-20）。
人造纹	人参加工时人为捻成的纹路，呆板而不自然。

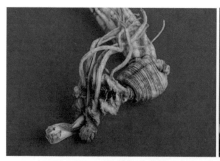

图2-16　螺旋纹、细纹

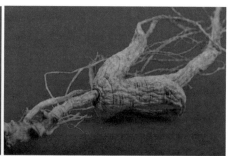

图2-17　水纹

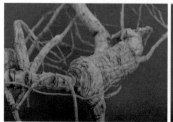

图2-18　浅纹

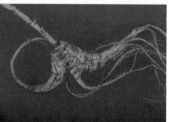

图2-19　散纹

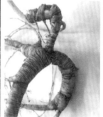

图2-20　跑纹

会被冻死，来年可以出芽生长，人参的须根会抓牢其周边土壤，拉动人参的主根往地下收缩，从而在主根上形成特有的环形纹路。

主根上纹的形态，一方面反映出人参留土生长年份长短，年份越长纹越深，反之则纹越浅。另一方面也反映出人参所生长的土壤质地差异。土质紧密，则纹相对集中在主根的肩部；反之，土质疏松，则容易产生跑纹。历史上，长白山周围的土质相对紧密，所出产的野生人参的纹多集中在主根上的肩部，纹多呈螺旋状，细密而深。而俄罗斯远东锡霍特山区的土质相对松软，所出产的野生人参上常有跑纹。也因此，业内把跑纹来作为俄罗斯货的鉴别依据之一。

（三）体：人参的体形，包括人参的主根和支根部分（支根又称作腿）

人参的体形特点，是野山参与园参最直观的区别所在。人参的体主要分为六体，即：横体、顺体、灵体、笨体、老体和嫩体（表2-4）。其中横体与灵体常合称为横灵体，顺体与笨体常合称为顺笨体。

表2-4　人参体的种类

横 体	主根粗短，两腿自然分开，横向生长（图2-21）。
顺 体	主根细长，单腿顺主体方向生长（图2-22）。
灵 体	人参主体部分形态灵动，玲珑美观（图2-23）。
笨 体	人参主体部分体态呆笨，腿多无形（图2-24）。
老 体	主根质地松泡，体轻。
嫩 体	主根质地坚实，体重。

野生人参在山坡自然环境中生长，主根往下生长遇硬土或山石受阻，转而横向发展，体态变化灵动，成为横灵体；若处于土层较厚区域，则主根顺直生长，体形少变化，多为顺笨体。我国长白山脉地区山林腐殖土层较薄，所产人参横灵体较多，易出上品。俄罗斯锡霍特山脉地区山林腐殖

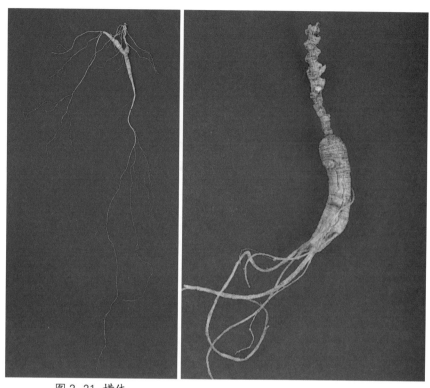

图 2-21 横体

图 2-22 顺体

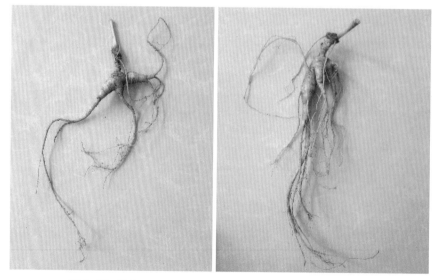

图 2-23 灵体

图 2-24 笨体

土层较厚，所产人参的体形较多不够灵动。

留土年份长的人参，体内淀粉含量少，质地疏松，按之有弹性，如海绵状，则为老体，又称海绵体，是人参年老的重要特征。而年份短的人参，体内淀粉含量高，质地坚实，则为嫩体。在商品消费市场上，有人喜欢挑选质地紧实的野山参，而不喜欢淀粉含量少的海绵体，实为对野山参生长情况不了解所致。

野生人参的体形灵动，变化各异，常见的灵体有以下几种（表2-5）。

表 2-5　野生人参灵体分类

菱　体	主根粗短，两腿均匀上翘，形如菱状。
横灵体	两腿有粗有细，单腿上翘，上翘不匀，形秀美（图2-25）。
疙瘩体	主根肥大，肩宽膀圆，腿短或无腿（图2-26）。
元宝体	主根短壮，两腿粗短呈八字形（图2-27）。

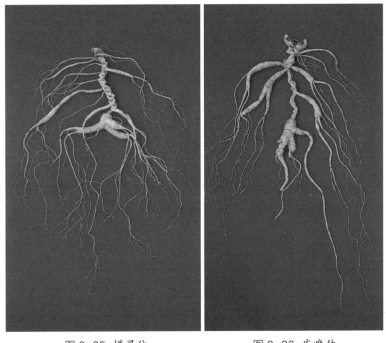

图 2-25　横灵体　　　　　图 2-26　疙瘩体

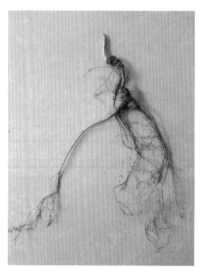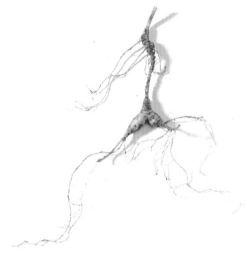

图 2-27 元宝体

野生人参的体形多变，也有很多不同的名称叫法，其实都是人们根据其体态形状，结合自己的审美，发挥想象力给予的名称，这里不再一一赘述。

好的野生人参的体形归纳起来有以下特征：主根粗短，肩部宽大，体腿明显可分，腿分岔角度大，腿由粗到细收缩快，质地按之有弹性。

（四）皮：人参主根的外表皮

人参的表皮特征可以用老、嫩、粗、细来区分。老皮是指人参皮色偏深，或黄白色，或黄褐色，显老气；嫩皮是指人参表皮颜色较浅、较白，显稚嫩；皮粗是指表皮粗糙，少光泽；皮细是指表皮细腻，有光泽（图 2-28，图 2-29，图 2-30）。

人参主根外表皮的老嫩，反映出的是人参留土年份的长短。年份越长，皮就越显老气；年份越短，皮色越显稚嫩。表皮的粗细，反映出的则是人参所处生长环境的状态。天然环境状态下生长的人参，在漫长的生长过程中常受阳光雨露滋润，皮显得细腻而有光泽；而人工搭棚栽种的人参，雨

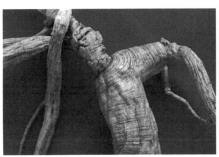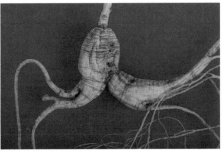

图 2-28 皮老而细

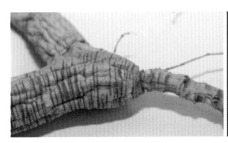

图 2-29 皮嫩而粗

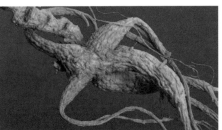

图 2-30 皮老而粗

水通过排水沟迅速排出，参体部分受雨水浸润的机会几乎没有，皮就显得粗糙而无光泽。古人把野生人参皮老而细腻有光泽的特征比作锦缎，称之为"锦皮"。

（五）须：人参支根及根茎下生长的须根

野生人参的须具有清疏而长（图2-31），柔韧性强，有弹性，不易折断，须上缀有明显的珍珠点等特征。

在野生环境中，随着年份增长，人参周边土壤中的养分变得越来越稀少，根须只有不断往更远的地方伸展，才能获得主根生长所必需的养分，

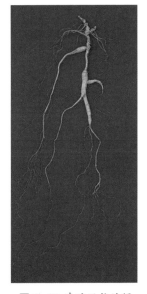

图 2-31 清疏而长的须

因而根须越长越长。一部分短根须，在周围养分吸收完了之后而失去了作用，逐渐腐烂消失，从而形成了野生人参须少而长的特征。同时，根须上旁出的细小毛毛须，在养分吸收完之后，也会自然腐烂消失，仅仅在与根须的结合部留下一个疣状的突起，习称"珍珠点"（图 2-32）。

新鲜采挖出来的野生人参，其参须的柔韧性强，有弹性，不易折断，好似牧民的皮鞭一样，也称为"皮条须"。但参须的柔韧性只有在人参新鲜时才能感受到，晒干之后的须均脆而易断。过去北方产区把须子作为主要鉴别参考依据，是因为产区能接触到新鲜人参。而南方销区则把芦头作为主要鉴别参考依据，于是就有了"北方看须，南方看芦"之说。

野生人参历经岁月沧桑，在大自然的怀抱中，集天地之精华，吸日月之灵气，成就了其千姿百态的造型。每一颗野生人参都是大自然的艺术品，其独特的气质魅力，成为每一颗野生人参的"气魄"。

野生人参的"气魄"，在于其显现出来的"野性"和"老气"。而"野性"和"老气"又是通过"五形"来体现的。野生人参的鉴别，就是要根据人参的五形特征鉴别，来判断人参是否具备"野"和"老"的特征。所谓"野"，

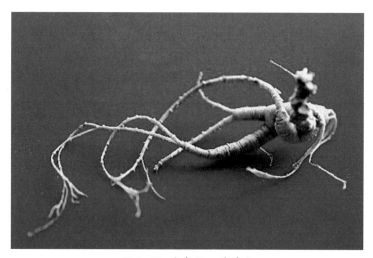

图 2-32 皮条须、珍珠点

就是判断人参的生长环境是否是自然野生的环境；生长过程是否是自然天成，有没有受到人为因素的影响。所谓的"老"，是要判断人参留土生长的年份有多久，是否已经达到足年。

野生人参的芦在其漫长的生长过程中，可能受各种因素影响而损伤折断，或者某些年份根本就不发芽长芦，使得野生人参生长过程中留在芦上的信息特征不完整；新鲜采挖的野生人参的须，可以看到皮条须的特征，一旦加工成商品后，参须同样易折断，其柔韧性特征不复存在。因此，"南方看芦，北方看须"的说法既不科学也不合理。而野生人参的主根部分，长年在地下生长，其生长环境、留土年份、人工干预等各种因素，都会对主根的形态、纹的深浅、皮的粗细产生影响，留有相应的痕迹。因此，野生人参的鉴别，当以体、纹、皮为核心，芦和须为佐证。这是我们在多年的鉴别实践中得出的核心体会。而纹的鉴别尤为重要。很多时候，人参的五形特征并非十分明显，或五形特征部分不明显，或五形特征之间相互不一致,甚至完全相反的五形特征出现在一颗参上。因此，野生人参的鉴别应当抓住纹的主要特征，整体考量，相互印证，综合判断，给出符合实际的结论。

三、野生人参的加工和规格等级

历史上野生人参的加工，分为糖山参和生晒山参两大类。

（一）糖山参

将选好的鲜参用刷子、挖泥刀等工具（图 2-33），清理参体上附着的泥土；用刮皮刀清除参体上的锈斑、破疤；用单线弓或复线弓处理嵌在纹里的泥。洗刷干净后的鲜参，用网叉置于沸水中焯水片刻，一般时长 15 分钟左右，若鲜参浆水充足，可适当缩短时间，若浆水不

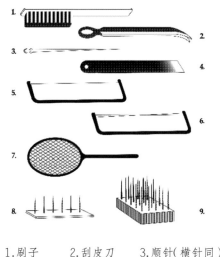

1.刷子　　2.刮皮刀　　3.顺针(横针同)
4.挖泥刀　5.单线弓　　6.复线弓
7.网叉　　8.排针　　　9.吊水子针

图 2-33 糖参加工工具

足则稍延长焯水时间。焯水后的人参，直接放入凉水中浸泡 15 ~ 20 分钟左右，而后捞出后晾晒至外表无水时，可进行排针。排针是为了使糖浆顺利进入参根的内部。用排针在参的横面上满排，再用顺针沿参根纵向排针。排针要均匀，不要漏扎，不能扎烂，以灌完糖后看不见针眼为度。将排好针的参平置在缸或大盆中，用熬制好的糖水灌满浸泡，10 ~ 12 小时后将参取出，置于参盘中晾晒，至参表皮不发粘时，再次排针，进行第二次灌糖。一般采用两次灌糖，也有进行三次灌糖的。灌糖结束后，须将参放入冷水中洗去表面的浮糖，使糖参的表面光滑亮泽。灌好糖的参，晾晒 1 ~ 2 天后放入烘干室烘干，温度一般在 40℃ ~ 45℃，并及时排潮。要一次烘干、烘透，以针扎不进去为度。

历史上，糖山参分为轻糖和重糖两大类。鲜参与糖参的比例分别为：轻糖 1：0.7 ~ 0.8，重糖 1：1.0 ~ 1.1。轻糖货主要在上海及苏浙地区销售，又称"苏帮"；重糖货主要销往广东及北京地区，因此又被称为"广帮"或"京帮"。

20 世纪 50 年代前将糖山参分为光货和毛货两个等级。

1. 光货山参

光货山参要求很高，是将体形优美、特征明显的野生人参，除去不必要的细须和边芋，形好的边芋也最多保留两个，而且要两面分开，以突出主体，透出灵秀的气质。光货山参又依据大小分为大支（33克以上）、中支（10克以上）、小支（3克以上）三个规格。光货山参是野生人参中的上品货，尤其是大支、中支货，被称为镜面货。

2. 毛货山参

毛货山参是将主体体形较笨、芋帽过重或两者比例失调的山参，不除芋须，原货销售。边芋重量超过主体的30%以上需降等降价。毛货山参也按分量分为大支、中支、小支三个规格。

新中国成立后，糖山参不再区分光货和毛货，全部带芋带须销售，芋过重时，也要除去部分，或降等销售。上海参茸行业通行的标准，将糖山参按分量大小分为一至八等，习惯上将一至三等称为大支，四至五等称为中支，六至八等称为小支。在鉴别分等时，把一至五等中体形优美的升级为特级一至五等。

（二）生晒山参

将选好的鲜参刷洗干净，置于日光下晒 1 ～ 2 天，再放入烘干室内低温烘干。烘干时不时地翻动排潮，烘干后再晾晒 1 ～ 2 天。鲜参与生晒山参的分量之比为 3.5 ～ 4.0∶1。

民国和新中国成立初期，上海和苏浙地区的野山参市场还是以糖山参为主。生晒山参由于单价较高，市场上少有加工销售。但因生晒山参较好地保留了野山人参的天然成分，参味浓且纯正，疗效明显，逐步在海外华人中形成市场，并逐渐影响国内市场。到20世纪90年代，生晒山参成为国内市场的主导产品，糖山参逐步退出了市场。

生晒山参按分量大小分为一至七等，习惯上将一至三等称为大支，四至五等称为中支，六至七等称为小支。上海市在制定规格等级时，又将一至五等中的形优体美者升级为优质一至五等（表2-6）。

表2-6　生晒野生人参商品等级规格（2006年前执行标准）

规格	重量/g	规格	重量/g
·优质一等	≥ 11.00	一等	≥ 11.00
优质二等	≥ 9.00	二等	≥ 9.00
优质三等	≥ 7.00	三等	≥ 7.00
优质四等	≥ 5.00	四等	≥ 5.00
优质五等	≥ 3.00	五等	≥ 3.00
		六等	≥ 1.75
		七等	≥ 1.10

2016年版的《上海中药行业野山参等级规格》，将在深山密林中自然生长超过30年参龄的野山参定义为特级野山参，其中体形完美、五形俱全的可选为特级优质野山参，其五形鉴别要点符合野生人参的主要特征。据此，上海上药神象健康药业有限公司（以下简称上药神象）将特级野山参按分量大小分为特级一至六等和特级优质野山参，一共七个规格（表2-7）。

表2-7　上药神象特级野山参商品等级规格（2016年以后执行标准）

规格	重量/g
特级优质	五形俱美，不分大小
特级一等	≥ 11.00
特级二等	≥ 9.00
特级三等	≥ 7.00
特级四等	≥ 5.00
特级五等	≥ 3.50
特级六等	≥ 2.00

第三章
林下山参（野山参）

一、林下山参的起源

林下参的名称最早出现在 2005 版《中国药典》中："播种在山林野生状态下自然生长的又称'林下参'，习称'籽海'。"2010 版《中国药典》将"林下参"改称"林下山参"。之后的 2015 版、2020 版《中国药典》沿用了"林下山参"的名称。而在之前的《中国药典》各版本中，则把野外生长的人参称为"野山参"或"山参"。

药典定义的"林下山参"，特指的是"籽海"。而"籽海"传统上属于移山人参的一个类别，又称"海山参"。是指通过人工撒籽的方式，将人参的种籽点播于选定的山野林间，除了简单的一些防盗措施以外，不加人工管理，任其自然生长，达到一定年份之后采挖得到的人参。由于具备了野外自然生长的"野"和一定年份留土生长的"老"，"籽海"的生长环境和方式已接近于野生人参，区别仅仅在于采用人工撒籽播种方式，以及在采挖时人参的生长年份差异，是品质相对较好的一类移山人参。

2015 年，由国家标准委颁布并实施的《野山参鉴定及分等质量》（GB/T 18765−2015）中，将野山参（wild ginseng）定义为："播种后，自然生长于深山密林 15 年以上的人参。"

2016 年，上海市中药行业协会根据参茸市场的实际情况，在修订的《上海市中药行业野山参等级规格》中定义："自然生长于深山密林下的、具有 15 年以上参龄（含 15 年）的人参。采挖后经过刷洗后烘干或晒干的定为野山参。其中具有 30 年以上参龄（含 30 年）的人参定为特级野山参。"

林下山参的播种，是从四百多年前的明代末期开始，到了清朝时期，品质接近野生人参的"海山参"常被参农充作野生人参上缴朝廷，又被叫做充参。民国时期，林下山参的抚育有了一定规模。抗日战争时期，由于害怕东北抗日民主联军利用深山老林开展游击战争，日本侵略者烧毁参园，把散居的参农归到大屯集中居住，禁止其上山。参农无法上山播种和看护，导致了之后的很长一段时间市场上"海山参"几乎难觅踪影。

20 世纪 80 年代，辽宁省桓仁县国营大东沟林场开始按照"籽海"的方式试验性播种林下山参。80 年代末，吉林省辉南县国营爱林参场也开始了林下山参的播种。90 年代之后，林下山参的抚育在辽宁、吉林两省逐步推广开来。经过二十多年的发展，林下山参开始大批量成熟，市场供应逐步恢复，并成为市场主导产品。

二、林下山参的发展现状和展望

目前，林下山参的主要产区位于辽宁的桓仁、宽甸、本溪、新宾；吉林的通化、集安、长白、抚松、靖宇、辉南等地区。

辽宁省桓仁满族自治县种植林下山参起步较早，当地参农喜用园参中二马牙或长脖芦品种的种籽来播种林下山参。桓仁的林下山参具有芦长形美的特点，其高年份林下山参的体形外观性状特征已经部分接近于野生人参，广受销区消费者欢迎，行业内习惯称之为"桓仁路"。辽宁的宽甸、本溪、新宾，吉林的通化、集安等地区的林下山参，也都属于这一路的。

吉林省白山市的抚松县，是吉林林下山参的代表，其自然环境优越，土壤土质、气候条件等，都适合人参生长。抚松的林下山参早期大多选用的是当地园参大马牙品种的种籽。由于相对较高的纬度，每年的无霜期较桓仁地区少了将近 20 天，林下山参生长缓慢，一般具有参芦较短、纹细密紧致的特征。行业内把这样的林下山参习称为"抚松路"。吉林的长白、抚松、靖宇、辉南等地区的林下山参，大都属于这一路的。

与桓仁地区同样年份的林下山参相比，抚松地区的林下山参明显分量偏小，按目前销区的商品规格等级划分来算，经济效益就差了许多。目前市场上的林下山参以"桓仁路"的货为主。"抚松路"的货，随着留土生长年份增加，待长到一定分量之后，也将在市场上有一席之地。

三、林下山参的抚育

（一）林下山参的生长环境

林下山参的栽种，一般选择在海拔 400 ~ 1000 米，坡度在 30° ~ 50° 的山地斜坡上。既保证了林下山参有足够的雨水滋养，又不至于因排水不畅导致锈皮病的多发。山坡朝向多选择正东、东南、东北等方向，也有选择西北、西南方向的，大多数情况下不会选择阳光强烈的正南面。山坡的顶端上部，由于雨水冲刷，土层相对薄，林下山参生长相对会慢些；而在山坡的底端下部，地势相对低缓，易积水，因此易多发锈皮病，一般在山坡的中部林下山参的长势好一些。

林下山参的生长环境与纯野生人参不同。一些相关书籍中记载林下山参的生长环境有三层：顶端是针叶阔叶混交林，中间层是林下灌

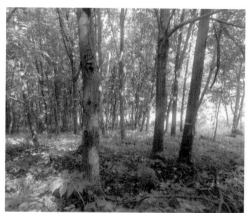

图 3-1 林下山参生长环境：阔叶林、伴生草本植物、散射光

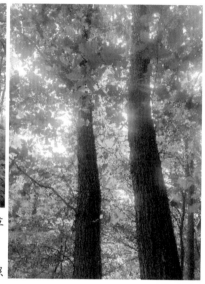

图 3-2 林下山参生长环境：光照

木林，底层是多种草本植物。笔者考察了吉林、辽宁各地的林下山参种植林地后发现：目前大多数林下山参，其种植的环境多是在椴树、橡树、色木槭、白桦、蒙古栎等阔叶林的林下；其伴生植物多为草本类植物（图 3-1），常见的有木贼、百合、毛茛、狭叶鳞毛蕨、羊胡子草、珠芽艾麻、北重楼、茜草、展枝沙参等。中间层的灌木多在参籽点播前清林过程中被清除。

之所以选择在阔叶林下种植林下山参，而非一些书中所写的针叶阔叶混交林下，是由于在缺少了灌木林层的情况下，要达到适合林下山参生长的阳光郁闭度（图 3-2）；还有阔叶林的落叶所形成的腐殖土。而针叶林落叶不易腐烂，很难形成林下山参生长所需的腐殖土。近年来，由于可提供林下山参播种的林地资源稀缺，有参农尝试在针叶阔叶混交林，或直接在针叶林下播种林下山参。但是否能成功，还需要时间验证。

适宜林下山参生长的土壤，一般可分为三层：表层多为阔叶林及伴生草本植物新近枯萎凋零的枯枝落叶（图 3-3）；中间的是腐殖土层（图

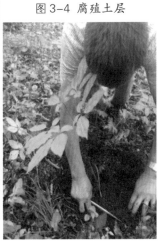

图 3-4 腐殖土层

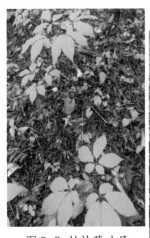

图 3-3 枯枝落叶层

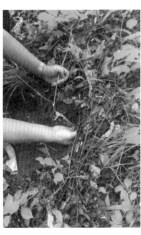

图 3-5 黄泥土层

3-4）；底层是黄泥土层（图 3-5）。

（二）林下山参的种籽

种植林下山参，最初用的是园参或趴货（移山参）的参籽。桓仁路以二马牙、长脖芦品种的参籽为主，抚松路也以本地的大马牙品种为多。近年来，也有用林下山参的种籽进行播种，品种也较优。每年的 7、8 月份，人参的果实由绿变红时，便是人参种籽采收的最佳时机。人参的果实采收之后，经过人工搓洗，去除果肉，筛挑种籽，去除干瘪的坏籽，阴干裂口后备用。

（三）林下山参的播种

林下山参的播种一般是在秋季，播种后，参籽在土壤中经过一个冬天的休眠，待来年春天出苗生长。也有选择在春天播种的，当山林里冰雪消融，原本封冻的土层解冻之时进行播种，播种后直接发芽生长。但由于春天风大，气温上升得快，参籽容易见风发芽，若以已发芽的参籽播种，容易造成芽受伤，影响出苗以及叶的正常生长。

在播种前，要将林地中的低矮灌木及伴生的草本植物彻底清理干净。一方面，清理干净灌木林后便于人工播种的操作，也便于播种密度的控制。另一方面，清理掉伴生的草本植物有利于播种后的林下山参出芽长苗。一般在播种林下山参的前几年，每年都会清理林地内的伴生草本植物，以提高林下山参幼苗的存活率。

林下山参的播种，一般采用的是点播方式。在合适的林地里，用工具在地上间隔点扎出一个5厘米深的小孔穴，放入参籽后，将孔穴用土覆盖平整。播种时要注意地表的平整，防止人为踩踏出现凹陷，避免因积水而影响参苗的生长发育。

播种后，将播种区域用围栏围住，埋下捕鼠夹等（图3-6），防止野猪拱、鼹鼠啃。

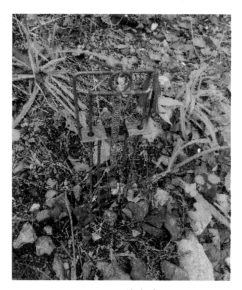

图3-6 捕鼠夹

（四）林下山参的生长

林下山参播种后的第一年春天，会长出一柄三片叶，习称"三花"（图3-7）。第二年，会长出一柄五片叶，形似手掌，习称"巴掌"（图3-8）。第四年会出现两柄五片叶，习称"二甲子"（图3-9）。第六年开始，可以见到有三柄五片叶出现，习称"灯台子"（图3-10）。往后的年份，"灯台子"的数量逐渐增加，到第

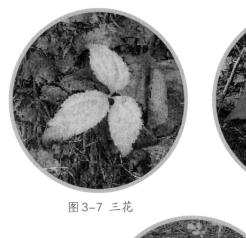

图 3-7 三花

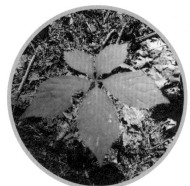

图 3-8 巴掌

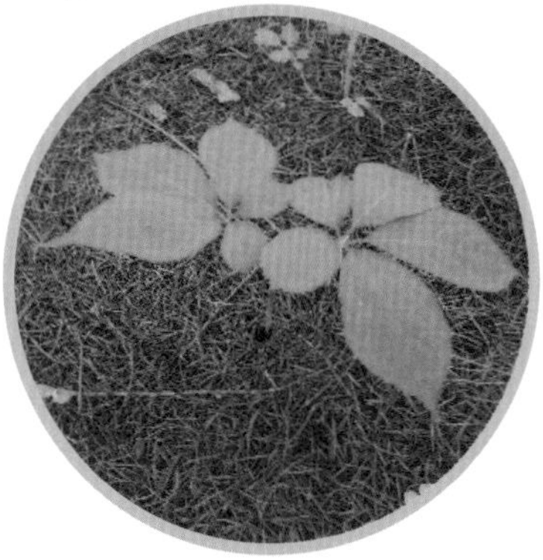

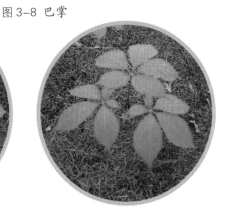

图 3-9 二甲子

图 3-10 灯台子

八年左右，绝大多数都是"灯台子"了。一般在第七八年时，开始有四柄五片叶出现，称为"四匹叶"（图 3-11）。到了十年之后，基本上都是"四匹叶"了。在阳光相对充足、土壤肥力大的地方生长的林下山参，还可以见到有"五匹叶"（图 3-12），甚至"六匹叶"（图 3-13）。

林下山参长出"四匹叶"表示其已

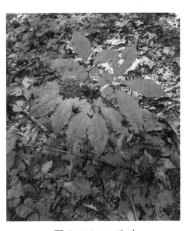

图 3-11 四匹叶

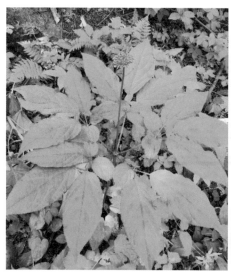
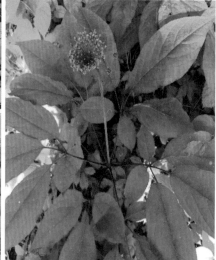

图 3-12 五匹叶   图 3-13 六匹叶

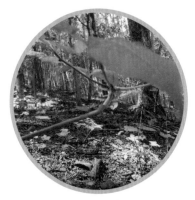

图 3-14 林下参的茎叶

经开始成熟了。长出"五匹叶""六匹叶"，并非表示其地下的林下山参年份更长，而只是反映了此处林下山参所处环境的土壤肥力足，或是阳光照射充足，地下的人参可能长得大些。有的时候，今年长出的是"五匹叶"或"六匹叶"，来年长出来的却又是"四匹叶"了。林下山参叶柄数量的多与少、粗与细、大与小（图 3-14），可以大致判断地下林下山参的大小，但不能依此推断参龄年份。笔者曾考察过一块三十余年的林下参基地，地上呈现的绝大部分是四匹叶。因此，单看地上部分的叶柄数量和植株的大小，无法判断林下参的生长年限。

（五）常见的人工干预

在林下山参抚育过程中，为了提高林下山参的存活率和促进林下山参

较快生长，参农常会采用一些人工方式对林下山参的生长进行干预，常见
的有清草、调光、掐花、收籽、施肥等。

● 清草

指的是每年开春，在林下山参出芽长叶之前，将林下的灌木及伴生植
物进行清除，以保证新出芽的林下参能得到足够的阳光照射和土壤营养。
在林下山参播种后的最初几年，适度的清林可以提高出苗率，保证林下山
参的生长发育（图3-15、图3-16、图3-17）。

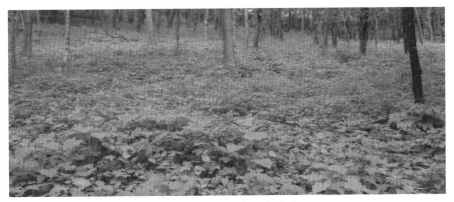

图 3-15 林下参地未清草

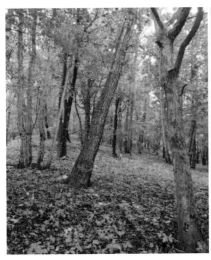 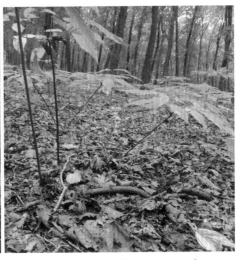

图 3-16 林下参地清草后　　　　图 3-17 喷洒除草剂后的林下参地

• 调光

指通过修剪乔木的树枝来增加或改变阳光的照射。在某些林地，由于山坡的朝向、阔叶林的郁闭度差异等因素，使得林下山参的光照不足，需要通过人工调光，以保证林下山参的生长需要（图3-18）。

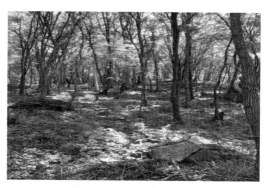

图3-18 林下参地调光

• 掐花

指每年林下山参开花之时，或掐或剪，将人参花（图3-19）摘除。

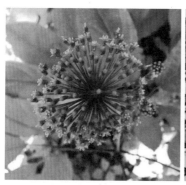

图3-19 林下参的花

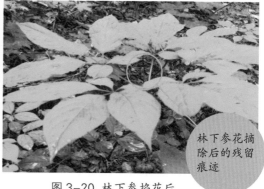

林下参花摘除后的残留痕迹

图3-20 林下参掐花后

其目的是中断人参花的生长，阻止其结果，从而促进地下参体的迅速增大（图3-20）。

• 收籽

是指在人参的果实红透时（图3-21），将参果从花梗上用手撸下或用剪刀直接剪断花梗（图3-22）。收集起来的参果，去除果肉后，得到林下山参籽用来播种或出售。

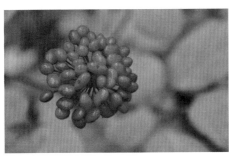
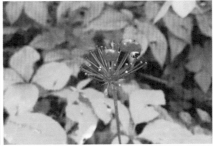

图 3-2 1 完整的林下参果   图 3-22 林下参果收籽后

• 施肥

为了促进林下山参的生长增重，或喷或撒合成肥。施肥后，林下山参叶面的颜色呈墨绿色（图 3-23），人参叶的枯萎明显延后（图 3-24），延长地下参体部分的生长增重天数。

在林下山参的生长过程中，人工干预得越少，对参自然生长的影响就

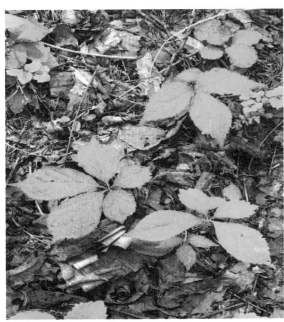
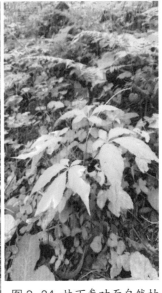

图 3-24 林下参叶面自然枯黄，果实自然脱落，已接近采挖季节

图 3-23 施肥后的林下参叶上留下的白色痕迹

越少，越接近于野生人参的生长状态，参的品质自然也是越好。适度的清林、调光，属于轻微的人工干预，运用得当，有利于林下山参的生长，是可以接受的。掐花、收籽，属于中度的人工干预。一方面，改变了林下山参自然开花结果的生理进程，同时，掐花、收籽的行为需要人为进入林地，难免会对林下山参周围的土壤层产生轻微的变化，从而影响参的品质，一般不主张采用。施肥属于重度的人为干预，肥料的使用，促使林下山参快速生长，对参的品质影响较大，应当严禁施用。

人工干预也对后期林下山参的生长年限产生影响。在林下山参生长过程中，人工干预行为多的，参龄一般在 20 年以内就要尽快起参出货，不然每年的掉苗率逐年提高，影响参农的收益；而人工干预少的，参龄已经达到 25 ~ 30 年了，掉苗率也不是很高，这样高年份的林下山参品质已经接近野生人参，市场的价格也更高。

（六）林下山参的采挖

林下山参的采挖，是在参果掉落、茎叶枯萎之际，此时采挖的人参浆水足，品质好（图 3-25）。辽宁桓仁地区一般每年立秋至白露前后是林下山参的采挖期，吉林抚松地区的纬度相对桓仁要高，林下山参的采挖时间要略早 10 ~ 15 天左右。林下山参的采挖期比野生人参的"放山货"要晚 20 天到一个月，这是因为"放山货"只能在果子红时才能找到，此时也正是人参生长的旺盛期。而林下山参则可以让参再长一段时间，待过了生长旺盛期，茎叶枯萎时再挖。

挖参时，先要清理周边灌木、杂草，显露出林下山参的位置。剪断地上的残茎，用铲子或小锹（图 3-26）将参周围的土刨松，用剪子剪断地下的树根草根，用竹签仔细将参的芦、体、须从土壤中慢慢清理分离出来。整个挖参过程中，要一手挖土，一手抬参，注意保证参的完整性，参体不能损伤，参芦参须不能折断。采挖出来的鲜林下山参，

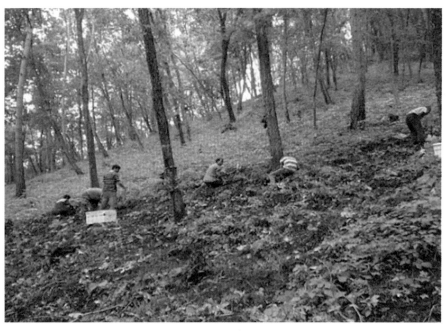

图 3-25 林下山参的采挖

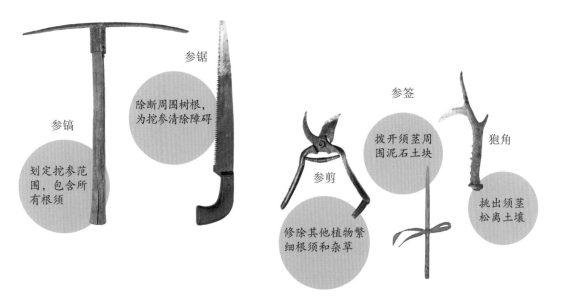

参锯

参镐

除断周围树根，
为挖参清除障碍

划定挖参范
围，包含所
有根须

参剪

修除其他植物繁
细根须和杂草

参签

拔开须茎周
围泥石土块

狍角

挑出须茎
松离土壤

图 3-26 林下山参的采挖工具

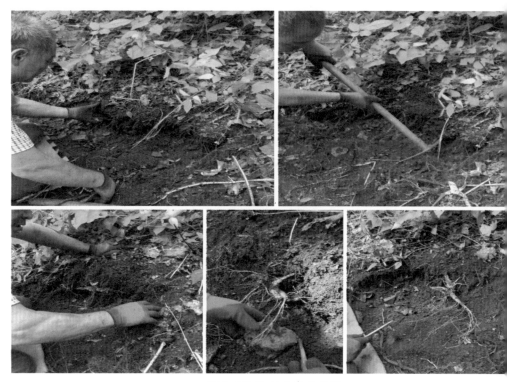

图 3-27 林下山参的采挖

用苔藓包裹以保鲜（图 3-27）。

四、林下山参（野山参）的鉴别

目前市场中的林下山参（图 3-28），大多参龄在 15 ~ 20 年左右，也有少量能达到 25 年及以上的。林下山参的五形鉴别，关键要能准确判断参龄年份，以及是否在山林里自然生长。

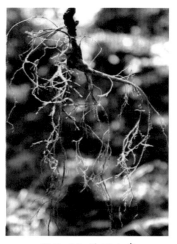

图 3-28 林下山参

（一）芦

林下山参的芦大都挺直，少弯曲。芦碗清晰可数，其大小过渡自然，中间凹陷明显，边缘较饱满，行业内称"有骨有肉"。

参龄在 15 年以下的林下山参，其芦下部的芦碗或不明显，参龄在 18 ~ 20 年的林下山参，其芦下部或已可见圆芦的形成，与上部的马牙芦形成二节芦（图 3-29）。参芦上端常可见顺长芋、毛毛芋。

二节芦和芦碗边缘的饱满，是林下山参芦的典型特征。

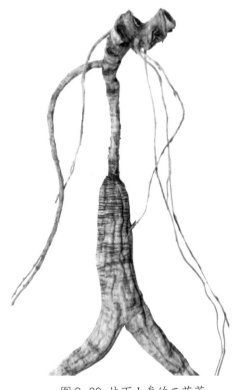

图 3-29 林下山参的二节芦

（二）纹

林下山参的纹，一般在参龄达到 15 ~ 18 年以后才开始出现，且多数为不连续的散纹、浅纹（图 3-30）。参龄达到 25 年左右，可以看到连续的环状纹，同时，纹路略深，渐清晰。如果林下山参生长的环境土质相对疏松的话，其参体上还会有跑纹出现。

林下山参的纹浅、散，是它区别于野生人参的最明显特征。

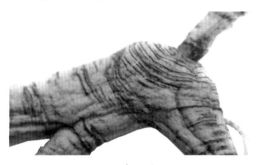

图 3-30 林下山参不连续的纹

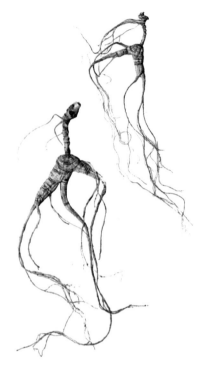

图 3-31 林下山参

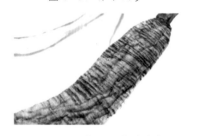

图 3-32 林下山参的皮色

（三）体

林下山参的体形灵动多变，或顺或横，或灵或笨，变化多端而自然（图3-31）。林下山参的体形受所处土壤环境与地下树根、草根、山石的影响而变得千姿百态。或遇树根压迫，参体上可见明显的凹痕；或恰巧在石缝中穿过，可见参腿中间变细，似人指上的戒痕。

林下山参的体灵动多变，接近于野生人参，而明显有别于趴货的"呆笨"。

（四）皮

林下山参的体表皮色偏浅黄褐色或黄白色，略显稚嫩，表皮较细腻，一般见不到锦皮（图3-32）。

林下山参皮的细嫩有别于野生人参的细而老结，也有别于"园趴""籽趴"的老而粗糙。

（五）须

林下山参的参须较长，略显多。须上有毛毛须旁出，间或缀有珍珠点在须上。参龄达到20年以上的林下山参，在刚采挖出来时，其参须的柔韧性较强，有一定的弹性，轻易不会折断，近似于野生人参皮条须的感觉。

林下山参的须长与生长年份正相关，而须的数量与年份负相关。

五、林下山参（野山参）的加工和规格等级

林下山参目前的加工方式主要有：鲜参、生晒、打粉和蒸制。

（一）鲜参

将采挖得来的参龄在 15 年以上的林下山参（野山参），按每支鲜参的分量大小分为五个等级（表 3-1），保鲜包装后即上市销售。

表 3-1　上海鲜野山参商品等级规格 *

规格	重量 /g
一等一级	≥ 45
一等二级	≥ 35
一等三级	≥ 25
一等四级	≥ 18
一等五级	≥ 12

* 依据 GB/T 18765-2015 标准

（二）生晒

将参龄达到 15 年以上的新鲜林下山参（野山参），经洗刷干净后，采用低温烘干方式，加工成干参。按分量大小分为一至七等（表 3-2）；把五形俱美的挑选出来，作为优质野山参。

参龄不到 15 年的林下山参，加工成干参后，不区分大小规格，统统

表 3-2　上海野山参商品等级规格 *

规格	重量 /g	规格	重量 /g
优质	五形俱美，不分大小	四等	≥ 6.0
一等	≥ 13.0	五等	≥ 3.5
二等	≥ 10.0	六等	≥ 2.5
三等	≥ 8.0	七等	≥ 1.5

* 依据上海中药行业野山参等级规格 2016 标准

归为林下山参一个规格。

（三）打粉

将烘干后的林下山参（野山参）研磨成粉，按克包装。参龄达到 15 年标准的，称为野山参粉；参龄不到 15 年标准的，称为林下山参粉。

（四）蒸制

选用参龄 15 年以上的林下山参（野山参），按传统的红参加工方法，经洗刷、蒸制、烘干而成野山红参。经试用，野山红参的补益强心作用更强，且药性偏热，更适合年老体虚或畏寒肢冷者服用。

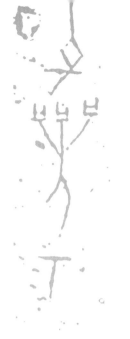

第四章

移山人参

一、传统移山人参的来源和类别

　　移山人参是野生人参应用发展到一定时期的产物，它的出现要早于园参。移山人参的称谓，最初是由野生人参销区的参茸行创造出来的。当时的参茸行在收参验货时，会将那些形态近似野生的人参挑拣出来。这些被挑选出来的人参，在东北产区称为"充参"。

　　充参大多数有过移动栽种的情况，因此，销区将这类移动栽种过的人参命名为移山人参进行销售。起初的移山人参是指移栽过的野生种源人参。而随着人参栽种技术的不断提高，不同方式的充参品类不断出现，销区业内逐渐把介于野生人参与园参之间的各类充参，统统归为移山人参大类。

　　历史上移山人参的来源广泛，主要有以下五大来源。

（一）山参趴货

　　是指放山人在野外寻获的野生人参，因参龄短、体形小，其药用价值与经济价值都不高，但弃之可惜，于是便将其移栽到自己居住地附近的山

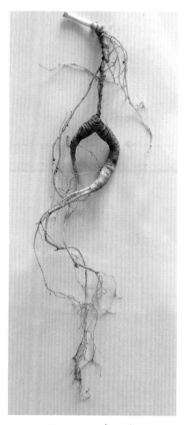

图 4-1 山参趴货

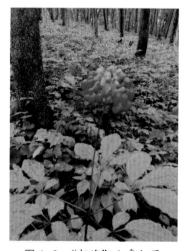

图 4-2 "籽海"人参红果

林中，任其继续自然生长，若干年之后再采挖（图 4-1）。

（二）籽海

即现在国家药典中所指的林下山参。（前章已专述）

历史上又称"海山参"，是指将人参籽播种在野外山间林下，任其自然生长，不加以人工干预，达到一定年限后采挖的人参。和野生人参相比，籽海人参（图 4-2）除了播种以及一些简单的防盗防害措施是由人工完成的之外，在其漫长的生长年月里，没有其他的人为干预。"籽海"人参随着留土生长年份的不断延长，其品质就越接近野生人参。

（三）老栽子

产区习称的"老栽子上山"，指的是将园参中体形优美类似山参的幼苗，经过人工修整后，移栽到野外林下继续抚育，经若干年后长成的人参。

（四）池底

又称"撂荒棒槌"，是指园参采挖后遗漏在参地里的参，经过多年的继续生长，而被重新发现采挖得来的人参（图4-3）。

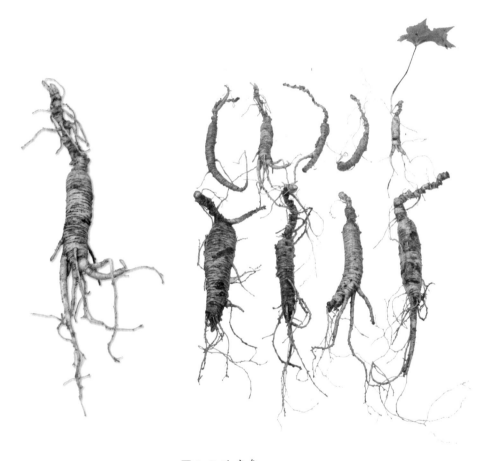

图4-3 池底参

（五）趴货

趴货，是指在山坡上伐林做床，或播种，或移栽，通过搭棚覆膜等方法，调节阳光的照射和雨水的浸润，达到一定年份后加以采收的人参（图4-4、

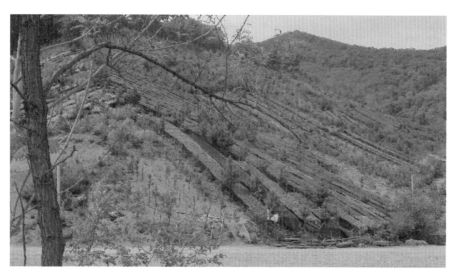

图 4-4　趴货种植环境

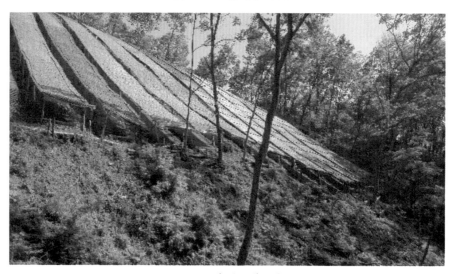

图 4-5　栽种趴货的棚

图 4-5、图 4-6）。其中，直接在畦床上播种人参种籽的称为"籽趴"；另有将人参秧苗挑选整形后移栽到畦床的，称之为"秧趴"。近年来，在东北产区，也有在山坡树林下做床起畦，不再搭棚覆膜，而直接播种参籽的，称为"林下趴"（图 4-7）。

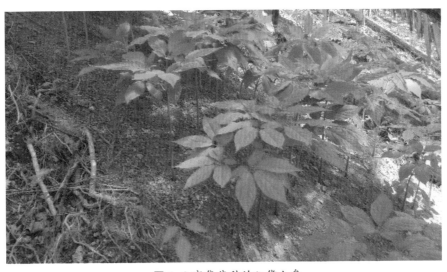

图 4-6 密集栽种的趴货人参

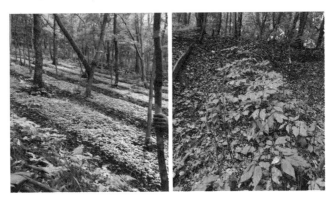

图 4-7 林下趴

在产区，还有一种被称为"觅货"的人参常被提及。对于"觅货"，有多种不同的解释。一般认为，"觅货"最初是指山参趴货。放山者将小的野生人参移栽到住处附近的山林中，这个动土移栽的过程，既要防止旁人发现，又要便于自己寻觅到，被称为"觅"。而随着人参栽种方式的不断演进，不同种源、不同方式移栽的人参不断出现，人们将动土移栽过的人参统统称为"觅货"，包括山参趴货、老栽子上山、秧趴等。

以上五种不同来源、不同种植方式的人参自清末民国以来，在产区集散地营口，统称为充参；在销区市场都是被归为移山人参大类进行交易的。

目前上海市场将参龄 15 年以上且形体好的山参趴货和 15 年以上的籽海人参（林下山参），定为野山参进行销售。山参趴货的种源来源是野生人参，在野外经过一定年限的生长后，移栽到类似的野生环境下继续生长，品质接近野生人参。近年来发现，山参趴货有将小野生人参移栽到林下搭棚栽种（类似于林下趴），体形变化较大的应该剔除。

籽海在野外山林中，在没有人工干预的情况下，自然生长超过 15 年，其品质也已接近野生人参。年份不足 15 年的籽海人参，则按照药典标准作为"林下山参"销售。随着林下山参种植技术不断提高，老栽子、池底等人参已经不再有大面积栽种，产区偶有出现，也已无法批量成为商品，现已逐渐在销区市场淡出。趴货人参在模拟野生环境下生长，虽有林下山参的部分形态特征，但由于其在生长过程中有太多的人为干预因素影响，其品质与山参趴货、籽海人参还是有较大的区别，销区将之作为"移山参"来区别销售。

籽海（林下山参）、趴货是目前在传统移山参来源中尚有规模产出的品种。目前市场上的移山参多为籽趴或秧趴，而林下趴目前种植的年限尚短，在市场上还少有销售。

二、趴货的抚育

早在 20 世纪 30 年代，在辽宁的丹东、本溪一带，趴货已经形成规模生产。其中，以宽甸石柱沟、桓仁巨户沟为代表的趴货最为有名。

（一）趴货的生长环境

趴货一般选择在居住地附近的山坡林地里种植。将山坡地上的乔木、灌木砍伐清除，再将地底的山石、树根清理后，选择砂石土山坡起垄做参

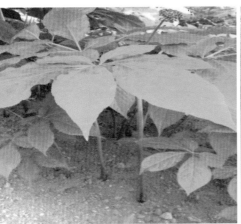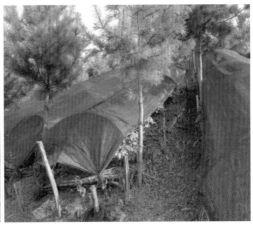

图 4-8 种植趴货的砂石土　　　　　图 4-9 种植趴货的矮棚

床（图 4-8），来模拟野外山林的环境。在参床上搭矮棚（图 4-9），并覆盖遮雨薄膜和防晒网，来调节雨水量和阳光照射度。

（二）趴货的种籽与播种

起初的趴货多是用园参种籽栽种得来的。随着趴货的规模化生产，人们逐渐将趴货种籽作为种植趴货的种籽来源。

趴货的播种有两种方式：一种是在秋季，直接将人参种籽播种在参床地里，让其生根发芽，逐年生长，产区习称"籽趴"。还有一种是在春季，将在育苗地里的人参苗（趴货参苗或者是芦长体小的园参苗），移栽到参床地里，让其继续生长，产区习称"秧趴"或"园趴"。

（三）趴货生长过程的人工干预

为了保证高密度种植趴货的存活率，提高趴货的产量，实现经济利益的最大化，就避免不了在种植生长过程中进行各种人工干预。归纳起来，主要有调光调水、覆土施肥、杀虫灭菌等三大类手段。

- 调光调水

是指根据气候环境变化情况，通过防雨膜和防晒网的遮蔽与敞开，来调节参床地的雨水量与光照度，模拟人参在野外山林自然缓慢生长的状态。

• 覆土施肥

是由于得不到乔木、灌木的落叶枯枝腐烂后的营养补充，参地里的土壤养分缺失，因此采取往参地里覆盖砂壤土，或者通过施肥方式，增加参地的土壤肥力，保证人参的继续生长。

• 杀虫灭菌

是指通过喷洒各种杀虫剂、灭菌剂，消除土壤中的各种病虫害，防止趴货感染病害而影响收成。

趴货由于是在人工模拟的环境中高密度种植的一类人参，故其生长过程中就无法避免人工干预的影响。这些人工因素有些属于轻度调节，对人参的品质影响较小，是可以接受的，譬如调水、调光与覆土。有些因素是属于重度的，是要审慎使用的，譬如施肥、杀虫灭菌等。这些人工行为会对人参的生长过程产生较大的改变，从而影响到趴货的品质。

（四）趴货的采收

趴货的采收是在人参茎叶开始枯萎凋零时，一般在每年的 8 月中下旬开始，一直持续到 9 月底左右。大多数情况下，趴货在生长 12 ~ 15 年后即要起参采挖，否则后续几年由于土壤肥力严重不足以及病虫害发病率的提高，将大大降低趴货的存活率，影响经济收益。养护好的趴货，也有 20 年以上再采收的。起参采挖时，按垄成片采挖，确保没有遗漏。

三、传统移山人参的鉴别

移山人参的来源多样，生长环境与生长方式也各不相同，因此在鉴别上也各有侧重。

（一）山参趴货

山参趴货的基源是野生人参，其五形特征接近山参。但由于是移栽过的，其芦头常会发生突然转向，形成"回脖芦"。移栽前后的土壤环境变化，使得参体及参腿的下部往往略显粗大，俗称"大屁股"。快速膨大部分的皮色也相对较嫩，与原参体部分的老皮形成色差。

（二）籽海

籽海人参的生长环境和生长方式与野生人参近似，差别在于采挖时的年份和播种方式。多数情况下，体多灵活自然而纹尚浅，且多为不连续的断纹；皮细嫩，有些已有光泽；圆芦上面马牙芦的二节芦居多；须较长而细。

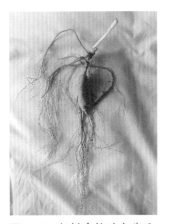

（三）老栽子

老栽子是园参幼苗整形后移栽而来的，其形体呆笨少灵动；皮粗而无光泽；纹粗且浅，多跑纹；须呈扇状，短而少韧性（图4-10、图4-11）。

图 4-10 新鲜采挖的老栽子

（四）池底

池底参也是由园参长成的，芦碗清晰，一般没有圆芦，产地称之为"开门见碗"。园参地经过采挖后，成为了荒地，在这里长成的池底人参，由于土壤肥力不足，参芦呈现逐渐变小趋势。由于荒地没有人工管理与

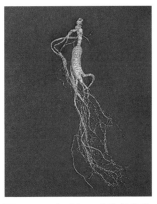

图 4-11 生晒加工后的老栽子

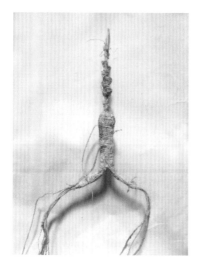

图 4-12 池底人参

防护，参体易受虫兽侵害而致参体残缺不全，多有破疤。参体上的纹粗，常常是从肩膀部一路跑纹到底。体多为顺长体，有园参体的痕迹（图 4-12）。

（五）趴货

趴货由于是在人工模拟野生环境下生长，具有类似野山人参的一些特征。市场上常可以看到，一些五形较好的趴货（图 4-13），被充作林下山参交易。

趴货的鉴别重点是要与林下山参进行区别。从五形上看，趴货具有以下基本特点：

芦：参芦多挺直少弯曲，芦碗完整清晰可数，芦碗间距离较大，常见竹节芦，芦碗壁薄，中间凹陷浅，年份长参可见二节芦。

纹：少纹或无纹，纹粗且浅，多为不连续的断纹。

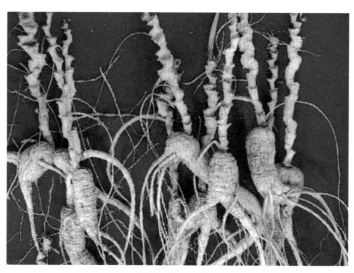

图 4-13 趴货

体：体形有灵有笨，有横有顺，但总体灵气不足，有些人工整形的痕迹较明显。

皮：由于是在沙壤土中生长，且少雨水浸润，皮显粗糙而缺少光泽。加工成干品后，多有爆皮现象。

须：刚采挖出来的鲜参，参须缺少林下山参须的韧性，参须略长，多而散乱，呈扇形。

四、传统移山人参的加工和规格等级

传统的移山人参加工和野生人参一样，分糖参和生晒两种，加工方式也基本相同。区别在于，野生人参的规格等级是按分量大小划分的。一般情况下，野生人参体形越大，分量越重，代表其留土生长的年份也越长，参的营养价值也越高，等级就越高。而移山人参的来源复杂多样，参的大小不能等同视为留土生长年份的长短。如：一根 15 克重的园趴，还不如一根 10 克重的籽趴年份长；一根 7 克重的老栽子，上山年份还不到 20 年，而一根 3 克左右重的山参趴货，却有 20 多年。因此，移山人参的等级规格划分是以人参的老嫩、形态优劣为依据，而不是按分量大小。

历史上，移山人参的种植主要是为了掺入野生人参之中，充作"底板货"销售的。新中国成立后一度不再有移山人参掺入野生人参销售，移山人参逐渐退出市场。20 世纪 80 年代，上海参茸采购人员在产区采购到少量趴货，经加工制成轻糖成品，定名为"吉林人参"投放市场，获得消费者认可。而后又推出"生晒吉林人参"。产品均以老嫩、形态优劣为依据，结合品种质量分等级。糖参分为特等、一至三等、等外五个等级；生晒参分为特等、一等、统货三个等级。

"吉林人参"的市场成功，很快引来众多商家追捧。其间有不良商贩将园参冒充移山人参，冠之以"吉林人参"销售。由于打假不力，上海参茸行业取消了"吉林人参"的经营，移山人参再次从参茸市场退出。

20 世纪 90 年代，随着产区趴货的恢复供应，移山人参再次进入上海市场。上海市药材公司推出的活性移山人参，选用了真空冷冻干燥技术，使得移山人参能够保持鲜参的体态特征，便于消费者直观地与园参进行区别。活性移山参，每根参单独密封包装销售，不再区分等级。

目前在上海市场销售的移山人参（趴货），主要是以生晒参为主，不再区分等级规格，或整根包装，或打粉装瓶销售。

近年来，参龄 15 年以上林下山参（籽海）大批量出土下山，货源充足，冠以野山参名销售，而冠以移山参名销售的趴货市场规模已很小了。2015年国家质检总局公布的 GB 标准《移山参鉴定及分等质量》，移山参的来源仅收载了：野山参移栽（山参趴货）、园参移栽（老栽子）和池底，并未收入趴货。趴货的市场身份也有点尴尬。有观点认为，趴货的种植方式与园参类似，属于年份高的一类园参。

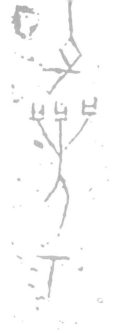

第五章

园 参

一、园参的来源和类别

园参是在固定的园地里由人工栽培的人参，是由野生人参、移山人参发展而来的。有文字记载的规模化园参种植大约见于明末，距今四百年左右。

园参主要分为两大类品种，即边条类园参和普通类园参。边条类园参主要产于吉林省的集安市，因此又称为"集安路"。普通类园参则以吉林省抚松县为代表产区，因此又称为"抚松路"。

（一）集安路

"集安路"的边条人参在品种上属马牙类中的二马牙。该品种的抗病力强，生长发育健壮。成品主要特征为"三长"：芦长、体长和腿长。

（二）抚松路

"抚松路"的普通人参在品种上多数为马牙类中的大马牙。该品种适应性强，生长迅速，分布面广，产量高，是最普遍推广的品种。相对于边条人参的"三长"，其成品特征表现为"三短"：芦短、体短和腿短。

除"三长外"，有无皮壳也是边条人参同普通人参的重要区别之处（表5-1）。皮壳表明参龄的长短、人参的老嫩。但皮壳又要同质量较次的"糙皮"严格区分开来。

一些普通人参的产区，使用边条人参的种籽种植人参。两个品种的临近地区也有蜜蜂相互传粉等因素，使有些品种逐渐蜕变，形成一些混淆不清的品种。在鉴别时应综合分析，全面比较。如吉林通化和辽宁桓仁、新宾等地的人参品种，有"三长"的特征，但多体嫩、无皮。这主要是生长年份较短所致，一般可认作是边条人参。再如吉林延边等地，虽引用二马牙品种，但由于种植方式和土壤、地势等条件的不同，人参主体呈圆柱形而较短，腿较细，虽有皮壳但较粗糙，一般不能认作是边条人参。

表 5-1　边条人参与普通人参特征对比

	边条人参	普通人参
芦	芦较细长，多数为二节芦，即芦下部有不长一段圆芦，上部有2~3个芦碗，芦碗较小。	芦粗大而短，芦碗明显。
体（主根）	多呈长圆柱形，粗细均匀，顺长，体态结实，部分起筋。	粗而短，多呈圆柱形或不规则笨体，多分岔。
腿（支根）	有明显支根，粗壮有力，多保留两根，顺生，与主根比例匀称。	无支根或支根较细，有时细腿旁伸而不顺生。习惯上称为有体无腿。
皮	有明显淡黄色老皮，皮色均匀，称为皮壳。习惯称为有皮有肉。	表皮较嫩，多无皮壳，有光泽，质地软糯，部分主根局部有粗糙的浮皮，称为"糙皮"。习惯上称为有肉无皮。

二、园参的种植

园参的种植范围主要分布在东北三省内。20 世纪 60 年代至 80 年代，在人参紧缺，不能满足市场供应的情况下，南方多省曾有过多次引种试验，但均未取得产业化的成功。因此，行业内也就有了"人参不进山海关"的说法。

园参种植在相当长的时期采用的是伐林种参的方式。即将坡度 20° ~ 50° 的适合种植人参的山坡上的树林砍伐后，起垄搭棚，精耕细作（图 5-1、图 5-2）。

种植边条人参往往选择坡度较大的山坡，一般坡度大于 25°，最大可达 50°。土质为风化土，土层较薄，土壤较贫，使人参生长较缓慢，一般需要 7 ~ 9 年才能成熟。为保障土壤的肥力和防治病虫害，每 2 ~ 3 年需要移栽一次，换一块地继续生长。需三块地才能收获一批边条人参。

普通人参的主要产区则大多坡度比较平缓，一般在 30° 以内。土质多为森林腐殖土，松软而肥沃，土质深厚。人参生长周期为 5 ~ 6 年，每 2 ~ 3 年移栽一次。需两块地才能收获一批普通人参。

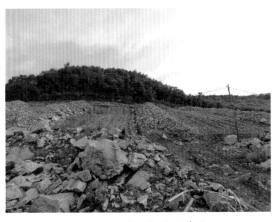

图 5-1　山坡上起垄做参床

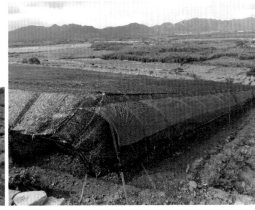

图 5-2　参床上搭棚栽种人参

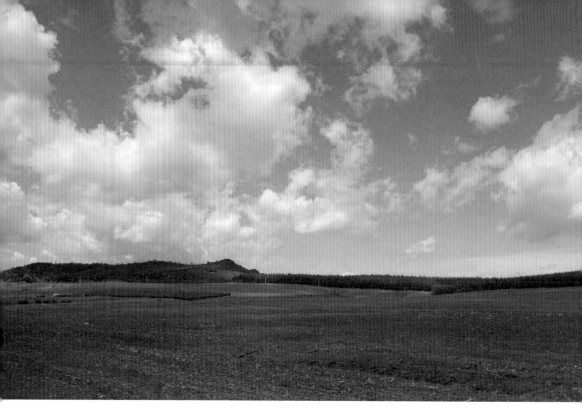

图 5-3　养地种人参

　　近 20 年来，随着现代农业的发展，肥料与农药大量使用，同时，为了降低生产成本，种植年份越来越短，传统边条人参的种植方式已经很少见到。普通人参也大多采用一块地，直接种四年即采收。这种种植方式，也被称为"直生根"，并且还有进一步缩短人参种植时间的趋势。2015 年《中国药典》明确了人参的含量指标和农药残留限定标准后，逐年缩短种植年份的情况开始得到了改变。据吉林省人参发展办公室统计，目前四年直生根约占种植总量的 70%，还有 30% 有三年生，也有五年及五年以上生的。

　　近十多年以来，随着保护环境和生态建设的逐步深入，政府禁止伐林种参。人参种植开始学习韩国的农田栽种技术，并获得了成功，逐渐推广开来，成为现在主要种植方式。

　　农田栽种人参，一般要经历养地、播种、移栽、养护、采收等环节。

（一）养地

　　农田栽种人参一般选择 5°～ 20°的坡地（也有 5°以下的平地，图 5-3），在秋粮收割后养地两年。每年的 3 ~ 9 月期间，用农机翻地 10 次以上。将地表下的土壤翻到地面上，暴露在阳光下曝晒，以达到杀菌灭毒作用。同时施以腐熟的猪粪等有机肥，均匀地翻耕在地里；或者在地里种植紫苏，在紫苏生长旺盛而还未结籽前，将紫苏翻耕入土壤中，以增加土壤的肥力。翻地同时，还要将地底翻露出来的大石块逐一拣去。如此连续两年，农田土壤环境变得更利于人参种植。

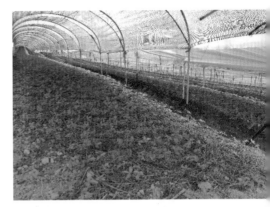

图 5-4 刚出的人参苗

（二）播种

园参的播种方式一般为点播。培育两年生的苗，采用 3 厘米 ×5 厘米，或 4 厘米 ×4 厘米间距点播；培育三年生的苗，采用 4 厘米 ×5 厘米 或 5 厘米 ×5 厘米；四年生的直生根播种采用 6 厘米 ×8 厘米。近年来也有培育一年苗用于移栽的，则间距可以更小一些。点播后均匀覆土 3 ~ 5 厘米。覆土要适当镇压，覆稻草以不露出地为标准（图 5-4、图 5-5、图 5-6）。

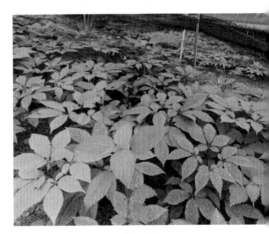

图 5-5 园参种植

（三）移栽

种植五年以上的人参需要进行移栽。移栽可在春季或秋季进行。将一年、两年或三年生的苗移栽到另一块地里重新栽

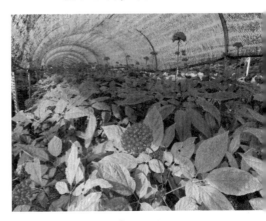

图 5-6 园参红果期

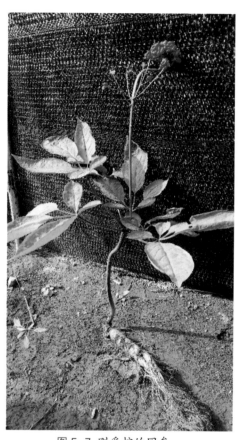

图 5-7　刚采挖的园参

种。移栽时根据需要继续生长的年份确定间距大小，一般在 10 ~ 20 厘米之间。

（四）养护

在人参的生长过程中，需要搭棚、调光、防病、追肥、锄草等养护工作。防病虫害需喷洒农药，而农药的选择和喷洒的次数则要兼顾既能防治病虫害的发生，又要使人参收货后符合《中国药典》的限量标准。在生长期内，需要 15 天左右锄草一次，目前还主要是人工锄草。锄草的人工是人参种植成本中相当重要的一部分。

（五）采收

各产区应根据当地气候条件适时采收。一般在 9 月下旬，人参地上茎枯萎时进行。拆除参棚，割下地上茎，刨开床帮，从床头开始深刨起净，防止伤根断须。抖去泥土，运至加工厂。要边收获边及时加工，以保证成品的品质（图 5-7）。

园参的生长比野山参和各类移山参要快很多。一般第一年为巴掌，第二年为二匹叶或三匹叶，第三年为三匹叶或部分四匹叶，第四年大多为四匹叶或五匹叶。五年、六年叶数与四年大体相同，只是长得更为粗壮。

三、园参的加工分类和成品规格

采挖好的新鲜人参必须经过加工才能成为商品人参。人参加工的目的是保护有效成分，防止霉变和腐烂，使人参纯净美观，便于储藏和使用。不同的加工方法会形成不同的商品人参，同时，也会产生新的活性。

园参的加工方式主要有生晒、红参、糖参、大力参、活性参等。

（一）生晒参

1. 生晒参的加工

园参加工成生晒参，可分为全须生晒参和光支生晒参两种类型。

（1）全须生晒参

全须生晒参（图 5-8）是上海曾经用量最大的人参种类，在东北产区则是仅次于红参的品种。其加工的主要工序为：选参—洗参—晒参—烘干—包装。

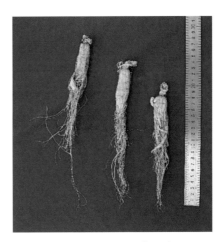

图 5-8 全须生晒参

● 选参

选择适合加工成生晒参的原料参。选参标准有两种情况。一种是以加工红参为主的产区，将身长浆足的人参选作红参原料，将不能加工红参的原料参加工成生晒参，这些产区的生晒参质量较差。另一种是以加工生晒参为主的产区，除将少量劣质原料参剔出外，其余均加工成生晒参，这些产区的生晒参质量较好。

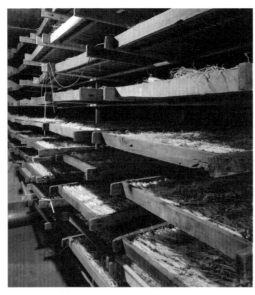

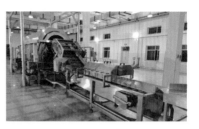

图 5-9 洗参机

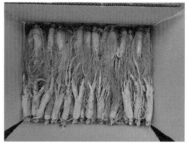

图 5-10 人参烘干

图 5-11 生晒参装箱

● 洗参

将参上的泥洗刷干净，分为机械洗和手工洗两种。一般量大或低档的园参用机械洗（图 5-9），量少或较高档的人参则用手工洗。现在一般均为机械清洗。将鲜人参放入洗参机内进行水洗操作时，根据人参洗刷的洁净程度调整上料速度，或视情况进行二次清洗，直至清洗干净。人参清洗后的水清澈、无泥沙方可出料。出料后放入周转筐内滤去余水。

● 晒参

是将刷洗干净的人参及时放在日光下晒干，如阴天也要放在室外通风。日晒是影响生晒参质量的重要环节，日晒时阳光越强烈，生晒参的质量越好。

● 烘干

烘干是为了缩短生晒参的干燥时间，在晾晒一天后放入烘干室内干燥（图 5-10），生晒参的烘干温度一般为 38℃～65℃，时间为 30～90 小时，同时注意排风。烘干一段时间后，再放到室外晾晒，并交替反复，这能使生晒参香味浓，色泽好。

- 包装

要注意加工好的全须生晒参要一层层平放入纸箱内，切忌交叉或斜放，以免在运输过程震断参须（图5-11）。

过去一些产区在加工生晒参的过程中，使用硫磺熏，这样可使生晒参颜色显白，防止霉变和虫蛀，但生晒参本身的有效成分也受到损害，参内含硫也存在安全性问题，现在《中国药典》已明确禁止用硫磺熏。

（2）光支生晒参

光支生晒参（图5-12）的加工方法基本上同全须生晒参，只是将参须除去。下须的方法有两种：一种是鲜人参在刷洗后下须，分别晾干；另一种是生晒参干燥后，再打潮下须。由于鲜人参下须会引起人参在加工干燥过程中跑浆，现在大多采用干燥后再下须的方法。

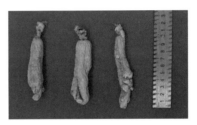

图5-12　光支生晒参

将断落的鲜人参须洗净，按生晒参同样方法晾晒、烘干；或生晒参除下的须，即为生晒参须。将较粗、较长的生晒参须理齐、绑好，即为生晒参直须。

2. 生晒参的优劣

（1）全须生晒参

以芦、体、须完整，主根长而坚实，无抽沟，少分岔，皮细而糯，表皮灰黄或米黄色（本色），断面有明显形成层（俗称"菊花心"），有清香味者为优。

有些生晒参内外色雪白，断面无形成层，嗅之无香味，或有刺鼻异味，是由硫磺熏过所致。有些顾客挑生晒参时，认为色越白越好，是一种误解。

有些生晒参部分表皮或断面呈青色或青灰色，是由于鲜参未能及时加工而使人参变质，此类人参为劣质参。

如断面呈咖啡色，形成的原因一是存放时间过久，产生发油现象；二是加工烘干时温度过高，内心被烘焦。

还有些生晒参断面呈淡红棕色，半透明状，是因为烘干时温度过高，造成轻微或部分糊化，虽不一定影响内在质量，但已影响生晒参商品质量。

（2）光支生晒参

除无须条外，其他同全须生晒参。

（3）生晒参须

以色黄白、有香味、粗细均匀、无断参、无粗条、无杂质者为优。

生晒参直须，则除色好、有香味外，以较粗而长为优，但直须中又不能掺夹小参，以粗细均匀的芋须为最佳。

3. 20 世纪 80 年代生晒参的商品规格

（1）全须生晒参

产区规格分等较粗，一般不讲形态，将全须生晒参按大小分为特等、一等、二等、三等、四等五个规格。

上海销区则经过重新整理，规格分等较细。既按大小，又分优劣。如特等全须生晒参，除单支重 25 克以上外，必须芦、须、体齐全，正身较长，主干明显，无分岔或下部稍有分岔，无破损，内色好。甲级单支重 20 克以上，其他要求同特等。而同等重量，主体不明显，或有破伤者则作为特大支规格（表 5-2）。

此外，产区一般不用边条参原料加工生晒参，所以没有边条生晒参规格。上海则坚持在靠近边条参主产区的辽宁新宾县等地采购生晒参，在重新整理分档的过程中，将生晒参中符合边条参质量标准（身长、体坚实、无抽沟等）的人参挑选出来，另定一个规格为全须石柱生晒参（表5-3）。由于选料严格，成品率很低，石柱生晒参的质量得到保证，当时很受市场的欢迎。

表5-2 全须生晒参上海规格标准

全须生晒参	特等	甲等	一等	二等	三等	四等
重量标准每500g	20支	25支	50支	80支	120支	180支

表5-3 全须石柱生晒参上海规格标准

全须石柱生晒参	甲级	乙级	一等	二等	盒装精选
重量标准	18支/500g	24支/500g	50支/500g	80支/500g	7-9支/100g盒

此外，选择体形完整、皮色好的优质全须生晒参，按固定标准装入礼品盒内，作为生晒礼品参（表5-4）。

表5-4 生晒参礼品包装上海规格标准

规格名	福	禄	寿	禧	特
重量/包装	50g以上/盒	40～49g/盒	35～39g/盒	30～34g/盒	26～29g/盒

规格名	甲	乙	甲双	乙双	中双
重量/包装	23～25g/盒	20～22g/盒	27～32g/盒	20～26g/盒	16～19g/盒

（2）光支生晒参

吉林产光支生晒参的质量标准为：干货，根呈圆柱形，体轻有抽沟，芦须去净，表面黄白色，断面黄白色。气香味苦。无破疤、杂质、虫蛀、霉变。

上海光支生晒参的标准基本参照吉林省标准，差异是允许光支参带条。

吉林生晒参规格按大小分为一等、二等、三等、四等、五等。

上海规格也按大小分为超大支、特大支、大支、中支、小支五个（表5-5）。

表5-5 光支生晒参上海规格标准

光支生晒参	超大支	特大支	大支	中支	小支
重量标准每500g	50支	70支	100支	140支	200支

除了全须生晒参和光支生晒参以外，上海市场还有皮尾参、生晒参须、生晒参片、礼品参等商品规格。

（3）皮尾参

原为加工修剪下来的芋及支根，后也将种植三四年左右的小参作为皮尾参。皮尾参的加工方法同光支生晒参，质量标准也同光支生晒参，区别在于皮尾参无分支，光支生晒参允许分岔带条。皮尾参只有一种规格。

（4）生晒参须

• 白混须

即参须不分长短、粗细，只要色好、气香、无碎末、无杂质、无虫蛀、不霉变即可，以须长、粗细均匀为佳。

• 白直须

产区吉林分为二个等级，除色好，气香外，一等要求粗细均匀，长度达到13.3厘米以上；二等则可以允许部分粗细不匀，但长度要8.3厘米以上。上海只保留一种规格，参照吉林一等的标准。

（5）白货

种粉光、种面参、种折尾、种芋光等习惯上统称为白货。选择饱满坚实、无抽沟的生晒参，去除芦、条须，剪断参的下半部，保留一条直干。在夏日阳光的曝晒下，放入布袋内，在人力或机械的拉动下，使人参在袋内滚动磨擦，磨去人参毛糙的外表皮，显得光滑、结实。其性状特征初看类似于西洋参，故又称为种洋参。其中保留"参头"，用参的上半部加工的为种粉光、种面参；用参的支根或芋加工、两面有剪口的为种折尾、种芋光。

白货的规格没有明确规定的支数，主要依据参的粗细、大小划分（表5-6）。

表 5-6　白货的规格

种粉光	特大支	大支	中支	小支
种面参	大支	中支	小支	
种折尾	特大支	大支	中支	小支
种丁光	正品			

白货的质量标准为：色白、壮实、支条匀称、无疤痕。

（6）生晒参片

上海将内色好的光支生晒参润潮后切片、干燥而成。优质生晒参片的选料和加工的要求十分严格。成品的片形、厚薄、色泽均匀，气香味苦，分为 25 克、50 克两个盒装规格。产品一经上市，深受市场欢迎，是销售量最大的生晒参规格之一。

除了以上几种商品规格之外，当时上海市场上还有人参粉、人参芦等生晒参规格（表5-7），这里不再一一赘叙。

表 5-7　园参生晒加工品规格

皮尾参 /50g 袋	生晒参须 /50g 袋	生晒参直须
优质生晒参片 /25g、50g 盒装	纯人参粉 /25g 盒	生晒人参芦

20 世纪八九十年代，是上海生晒参销售的黄金年代，年销量约在 150

吨以上。随着滋补保健品种类别多样化的层出不穷，生晒参的市场销量逐步下降，适销的品种规格也仅保留了部分。但东北的产量并未下降，产品主要供药厂作为中成药生产的原料，近年来随着医生在中药处方中恢复人参使用，预计生晒参的销量将逐步提升和恢复。

（二）红参

1. 红参的加工

红参是商品参中加工量最多的一种。其加工工艺流程可分为：选参—下须—洗参—蒸参—晒参—烘干—打潮—整形—二次烘干—选支分级—包装。

● 选参

是加工的第一个环节。加工红参需选择无破皮、浆水足的优质人参。有破口的加工时容易形成浆液外溢，影响质量，而浆水不足会形成干僵参。

● 下须

是指将主根和支根上的毛须全部掐掉，掐时切忌生拉硬扯，以免造成伤口，使参在加工过程中浆液外溢。也有不下白须，带须加工的全须红参，干燥后再根据需要确定是否下红须。

● 洗参

将参上的泥洗干净。现在的人参加工厂大都使用洗参机，去除人参表面的泥沙污渍。

● 摆盘

是指将清洗干净的人参摆放到蒸参盘里的过程。操作工按照生产指令，将大小不等的人参，分不同等级摆放在蒸参盘上，蒸参盘下面放上蒸参网，按一个方向进行摆放，参头压参尾进行摆盘，每盘摆一层，两端的人参头顶着盘的一端，摆好后上面盖上蒸参布。摆盘过程中将杂质、霉烂及非药用部位挑出。将表皮锈斑超过 30% 的参选出单独摆盘。

- 蒸参

是加工红参最主要的一道工艺。摆放好的人参在蒸锅内升温加热，使参体内的淀粉糊化。整个加工过程中，蒸锅内的压力和温度，以及升温和恒温的时间对红参的质量影响极大，既要防止温度和压力不足造成人参白心，又要防止温度过高或升温过快造成人参爆裂。

蒸参的方式有两种，小批量是用锅灶，数量较多的一般用蒸参机。现在园参加工规模比较大，一般都会使用大型的蒸参机。

锅灶蒸参法：主要包括装屉、蒸参和出屉。蒸制时间一般从上蒸汽开始计算到停火为止，40 克以下的水参需 40 分钟。上屉蒸制时的温度为 80℃。从上蒸汽开始，温度升至 95℃ ~ 99℃，直到停火为止，温度应保持 99℃。停火后，温度逐渐下降，使参根慢慢冷却到一定温度，以防造成参根破裂。上蒸汽前用武火，从上蒸汽开始到停火为止，用文火保持温度。不能随便加火或撤火，以避免因温度急剧上升或下降造成参根破裂或熟化度欠佳。

蒸参机蒸制法：大型红参加工厂一般采用蒸参机蒸制园参，温度和蒸汽压力可以自动控制，使用方便，工作效率较高。蒸制过程由升温升压、恒温恒压和降温降压三个阶段组成。大货和小货蒸制的时间不同，一般需要 2 ~ 3 小时。

市场上高质量的园参红参，还会在蒸制阶段加入其他药材共同蒸制，从而改变人参的味性，让红参性味更温，不上火，并且附加了其他药性，让红参变成一味组方。

- 晒参

将蒸制好的参根摆放于晒参帘上，置于日光下晾晒，园参晾晒时间不能少于 4 小时。一般是白天晾晒，晚间烘干，这样可以加快人参干燥速度，改善红参色泽。烘干是影响红参质量的关键工序。一般高温烘干的最适温

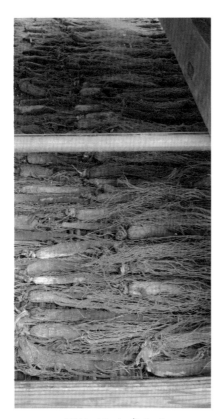

图 5-13　红参晾晒

度为 70℃，时间一般为 5 小时，如果因天气不好未能晾晒，或干燥室温度过低，可适当延长 1 小时。经高温烘干后，参根大量失水，主根含水量约 45%，芋须和中尾根含水量约 30%，须根含水量仅达 10% ~ 13%。这时需要继续晾晒，直到完全干透，含水量达到 12% 以下（图 5-13）。

晾晒和干燥关系到人参的外表质量，尤其是色泽的好坏。实验证明，室外晾晒和室内烘干交替进行，效果最好。

● 打潮

是将已经干燥的人参重新润潮。是为整形做准备的前道工序，以便后续加工成为合格的商品红参。打潮方法有：

喷雾状温水浸润法：工作效率高，浸润彻底，但因参根各部位含水量不一，易造成浸润不均。

湿棉布覆盖浸润法：虽然浸润均匀性较好，但因所需时间长，易使参根变酸、发霉。

蒸汽熏浸法：本法浸润时间短，工作效率高，不会引起人参变质，值得推广。

低温水雾渗浸法：此法不易控制蒸汽通入量，浸润时间较蒸汽熏浸法长。

● 整形

又称"下剪子",是将打潮闷软的参腿和参须用剪刀去除的过程。下剪是要根据参支头的大小和支根的粗细,确定保留支根的长短,尽量使参形匀称美观,剪下的参芋、参腿和参根要分别摆放整齐,留做红直须或红弯须。

• 二次烘干

是将整过形又软化了的红参、红直须、红弯须再次烘干。烘干温度为50℃～55℃,温度不能过高,4小时排潮一次,每次20分钟,干燥时间72～96小时。

• 选支分级

依据红参的等级规格标准,按其优劣、大小挑选出来,分别进行磨具压制,成为各种规格的商品红参。

• 包装

按照保质和运输的需要,将红参装入包装之内,成为便于销售的商品红参。

2. 红参的优劣

熟悉人参品质的优劣是挑选红参的重要条件,是商品学的重要内容。

(1)边条红参(石柱红参)

身干,"三长"明显、完整,浆足,饱满起筋;红棕色或淡棕色,有光泽,质坚实,断面角质样,无白心,无黄粗皮,但参的上部有淡黄色皮壳,呈老结样;有皮有肉、气香、味苦;无断支,无破疤、虫蛀、霉变、杂质。符合上述条件者为优,部分不符合则相对为次。

(2)普通红参

身干,芦、主根、支根完整,主根较长呈圆柱状,浆足饱满,无抽沟,红棕色或淡棕色,有光泽,质坚实,断面角质样,无白心,无黄粗皮,无破疤;气香味苦。符合上述条件者为优,部分不符合则相对较次(图5-14)。

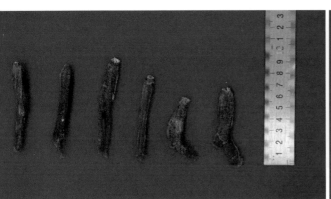

图 5-14 红参

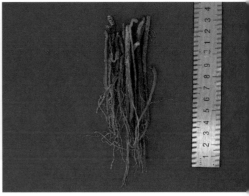

图 5-15 红参须

（3）红参须

红直须以色红润、有光泽、呈角质半透明状、粗细均匀、须长无杂质为佳。红混须则以色红润、有光泽、长短不分、粗细均匀为佳。（图 5-15）

3. 商品红参的等级规格

（1）吉林规格

东北人参产区的等级规格以吉林省医药药材公司编制的《人参鹿茸商品标准》为权威标准。该标准将边条红参和普通红参以其优劣各分为一等、二等、三等。如一等中规定质坚实，无黄皮、破疤；二等中规定稍有黄皮、抽沟、干疤；三等中规定有黄皮、抽沟、破疤、腿红，无虫蛀、霉变、杂质。

又在每个等级中依据其支头大小，分为各个规格。边条红参分为16 支、25 支、35 支、45 支、55 支、80 支、小货边条七种规格；普通红参分为20 支、32 支、48 支、64 支、80 支、小货六种规格。这样红参类支头货共有 39 种规格。此外还有红直须一、二等和红混须、红弯须、干浆参五种规格。各种规格都以500 克为计量，即16 支为每 500 克16 支，25 支为每 500 克25 支，32 支每 500 克32 支等等。各档基本足支。

（2）上海规格与吉林规格区别

上海规格均为一等一个等级，没有二、三等，遇到不够一等标准的，在整理时都剔出来，售给药厂投料，不上市。

由于来货路途辗转、装卸频繁，芦腿均有断损，经过再次整理后，支苗不足，故上海对红参类规格允许有虚支。

对规格略有调整。如石柱红参增加了一档 70 支（表 5-8、表 5-9）。普通红参没有 20 支，增加了 16 支、24 支两档（表 5-10、表 5-11）。

表 5-8　上海石柱红参规格

规格	16 支	25 支	35 支	45 支	55 支	70 支	80 支	小支
每 500 克支数	20 支内	30 支内	40 支内	50 支内	60 支内	78 支内	88 支内	88 支以上

表 5-9　上海石柱红参附属规格

精选边条红参	锦盒二支装	特支装	甲二支装	乙二支装	三支装
盒 / 重（g）	48-50g	36g 以上	28g 以上	20g 以上	一支 18g、二支 14g

全须石柱礼品参	锦盒	特	甲	乙
盒 / 重（g）	30g 以上	25-30g	18-24g	14-17g

精选边条红参片		25g 装		50g 装

表 5-10　上海普通红参

规　格	16 支	24 支	32 支	48 支	64 支	80 支	小支
每 500g 支数	20 支内	28 支内	36 支内	53 支内	70 支内	88 支内	120 支内

表 5-11　上海普通红参附属规格

红参条	红直须	红混须	红参芦

（3）精制红参类

精制红参是将成品红参中的优质品挑选出来，进行二次加工，以形成有品牌、有质量标准、固定牌价的商品红参。精制红参一般均有质量稳定、包装讲究、产品附加值高的特点。

精制红参的加工工序一般有：挑选—修剪—配支—软化—装模—压参—下模干燥—包装。

当时比较有名的精制红参有：

• 新开河参

由吉林省集安市参茸总公司生产，采用集安所产的正宗边条红参。目前上海经营的规格主要是600克盒装15支、20支、30支、40支（表5-12）。

表5-12　新开河参附属规格

规格	15支	20支	30支	40支
600g/盒支数	19支	28支	38支	48支

• 长白山红参

由吉林省抚松县参茸联合公司生产，选择身条长的优质红参。目前上海经营的规格主要是600克盒装16支、20支、30支（表5-13）。

表5-13　长白山红参规格

规格	16支	20支	30支
600g/盒支数	20支	28支	38支

此外还有100克盒装的30支、40支。

• 皇封参

由吉林省靖宇县第一参场生产。选择身长的优质红参，其中部分双芦。主要经营的规格是600克盒装20支，支数同长白山红参。

● 天池红参

由吉林省安图县天池人参加工厂生产。

（三）糖参

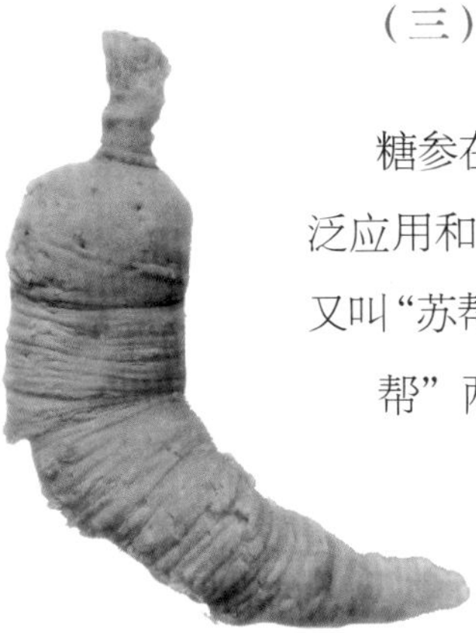

糖参在历史上曾是主要的人参品种之一，得到市场的广泛应用和欢迎。在历史上分为轻糖、重糖两大类。轻糖货又叫"苏帮"，主销苏、浙、沪一带。重糖货又分为"广帮""京帮"两类，主销广东、北京等地。20 世纪 50 年代后轻糖货不再加工，全部按重糖方式加工。根据选料的优劣和加工的精细程度不同，分为白人参和糖人参。白人参主产于辽宁，糖人参主产于吉林（图 5-16）。

图 5-16 糖参

1. 糖参的加工

● 选参

分为两种选法，糖参一般是选加工其他品种后剩下的鲜参，多为浆不足、体形不好、有疤痕的低档货，白人参则选择身条较长、芦腿齐全的边条参或类似品。

● 洗参

与加工红参基本一致。但要注意将芦碗和破疤处的异物抠净。

● 焯参

是将支头大小、老嫩与浆足程度相近的鲜参归在一起，放入沸水中焯，以便使焯的程度一致。一般焯 15 分钟左右，对浆水不足的可适当延长些时间，浆水足的可缩短些时间。焯好的人参放入冷水中浸泡 15 ~ 20 分钟，捞出后晾晒 20 分钟，待外表无水时即可进行排针。

● 排针

是为了使糖浆顺利进入参根内部。用细针刷在参的表面上排满针，再选用骨针沿参根纵向排顺针。排针要注意均匀，不漏扎，不扎烂，灌完糖后以看不见针眼为度。

• 灌糖

一般采用两次灌糖，也有三次灌糖的。灌糖时将参平装入缸或大盆内，参须对参须，不可装得太满，然后把熬好的糖倒入缸内，用一木帘将人参压住，约10～12小时出缸，放到参盘上晾晒。晾到不发粘时再进行第二次顺针，灌第二次糖。灌糖结束后，须放入冷水中洗去浮糖，使糖参表面光滑亮泽。

• 烘干

是指将灌好糖的人参晾晒1～2天后进行烘干。烘干温度控制在40℃～45℃，并应及时排潮。糖参烘干时间一般较长，且要一次烘干、烘透，以针扎不进去为度，否则引起返糖变质，不可收拾。干后的糖参即为成品，转入包装。

2. 糖参的优劣和商品规格

由于白人参、糖人参销售量日渐缩小，20世纪90年代后，上海只经营白人参，产品主要来自辽宁，产品以芦、体、须完整、体形较长、色洁白，表皮细腻、光滑、有光泽、不返糖、无浮糖者为佳（表5-14）。

表5-14　白人参规格

规格	特等	一等	二等	三等	四等	条	须	芦
支数/500g	16支内	24支内	32支内	40支内	40支以上			

礼品白人参是选择体形、色泽均好的白人参装盒而成（表5-15）。

表5-15　礼品白人参规格

规格	大支两支装	中支两支装	小支两支装	大支一支装
重量标准	55～68g	37～45g	27～32g	35～45g

（四）大力参

1. 大力参的加工

大力参的加工需经选参—洗参—分选—水烫—冷却—晾晒—干燥—精选分档—包装等工序。其中关键的工序是：

● 选参

须选择浆足饱满，但较嫩又无病疤的水参作原料。

● 分选

是将参按大小分开，较均匀地归在一起进行水烫。

● 水烫

将人参芦头朝下直立放入小筐，烫时先将芦头和主根的 1/2 浸入水中 5 分钟左右，再将余下部分浸入水中 10 分钟左右，提出水面后立即浸入凉水中冷却定型。浸烫时，水温应保持在 100℃左右。加工大力参，水温和浸烫的时间是关键。有经验者，根据每一批不同人参的大小、老嫩来确定水温和浸烫时间。既要烫透无白心，又不能烫熟糊化。

2. 大力参的优劣和商品规格

大力参的质量标准以黄白色、半透明状、皮细、体坚实、内心玉色或略红润、无白心、无苧须、肩部有显著纵皱纹、皮纹不糙、梢枝微红者为佳（图 5-17、图 5-18）。其规格见表 5-16。

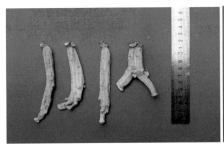

图 5-17 大力参

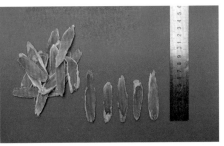

图 5-18 大力参切片

表 5-16　大力参上海规格

一等 50g 袋装	50g 盒装大力参片

大力参的加工工艺和产品的性状特征来源于日本东洋参。20 世纪初东洋参充斥国内市场。1925 年"五卅"运动后，全国掀起抵制日货高潮，上海参业也积极响应，抵制东洋参的倾销，并派专人携带样品去营口等地，与产区共同研究生产国产代用品.经产销各方的共同努力，终于试制成功，并取名"大力参"，比喻中国人民力大，不容欺凌之意。大力参研制成功后立即在全国市场推广，并迅速占领市场。失去中国市场的东洋参不得不停止生产，而改为生产红参。

大力参在解放后逐渐萎缩,用量不大,但在台湾和福建、浙江温州等地,大力参仍然有一定的销售规模。东北产区有专为闽台等地加工大力参的企业,产品质量上乘。

（五）活性参

1. 活性参的加工

活性人参加工技术是 20 世纪 80 年代兴起的新技术，是高科技成果运用到古老的中药炮制的成功典范。由于活性加工技术的优点十分明显，在保持鲜参的性状特征、保持人参的天然有效成分等方面，是其他加工方法无法达到的，因此在较短时间内得到推广应用。

活性人参的加工方法，是将选好的清洗干净、整形完毕的人参，放入密封的冷冻机内，用 -20℃至 -30℃的低温冻结。待其冷却定型、参体内的水分由液态变为固态后，开始减压、升温，使固态水升华直接变为气态而被除去。继续减压、升温，使其干燥后取出即为成品活性人参。

2. 活性参的优劣和商品规格

活性技术加工园参主要生产礼品参，上海经营的规格如下表（表5-17）。

表 5-17　上海经营的活性参规格

规格	宇	宙	天
重量标准	45.1～50g/支	40.1～45g/支	35.1～40g/支

规格	地	人	翁
重量标准	30.1～35g/支	25.1～30g/支	20.1～25g/支

活性礼品参的质量，以正身长、体形完整、色洁白、无破皮病疤、不断裂为佳。

市场有50克盒装的光支活性参销售。可以预料活性参加工技术将继续扩大运用范围，在中药材的加工上推广运用。

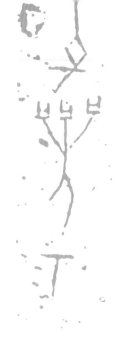

第六章

朝鲜人参（附日本人参）

一、朝鲜人参的来源和产地

　　朝鲜人参又称为高丽人参，一般指朝鲜半岛出产的五加科植物（Panax ginseng）带根茎的根。与中国人参一样，为五加科人参族的同属同种植物。

　　人参在朝鲜半岛已经有一千多年的历史。早在唐朝时，朝鲜半岛上的新罗王朝就把当地的野生人参作为药材输入我国。相传古代的高句丽时代也有"放山"的习俗。放山的山农将山中找到的野生人参幼苗移栽到居住地附近山林里，让其继续生长。其间，将移栽人参的种籽播种在周边林子里进行人工栽培，并逐渐演变成了在山林里围起园子栽种人参。朝鲜半岛上规模化人工种植人参的历史有将近三百多年。

　　朝鲜人参的主要产区分布在朝鲜半岛的京缔、忠南、全北、北忠、庆北、开城、龙仁、江华、锦山、丰基等地。按其加工方法的不同，分为朝鲜红参和朝鲜白参两大类。

　　20世纪初，日本吞并朝鲜后，朝鲜红参被列为最主要的官买商品之一，对其采取垄断手段。日本对参农统治的具体方法是：在日本驻朝鲜总督府下设立参政局统一收购，统一加工，统一销售。即将参苗售给参农，规定发给参苗多少，待参成熟后必须将水参全部交还，不能缺少一支。如果中途死了一支，必须将枯苗上交调换一支参苗。 对收上来的水参进行统一加工。凡支大、身壮、尾粗、浆水足的人参，均保留外皮，一律加工成朝鲜红参。加工的数量，由参政局根据销售趋势来决定。并且绝对禁止红参私自加工贩卖，统一由三井洋行进行销售。剔除下来的水参，发还给参农。参政局为了防止参农仍加工红参，就将人参的外皮全部刮去。这样只能做成朝鲜白参。朝鲜白参可以自由销售，但与朝鲜红参的价格相差悬殊。

朝鲜红参主要销往我国，其中绝大部分是运至上海销售的。当时由上海阜昌、德昌、葆大、元昌四大参店联合组成的大吉昌（后更名为裕吉昌），以及山东字号的裕生德与三井洋行上海分行签订长期合同，负责朝鲜红参在国内包销，时间长达四十多年。

南北朝鲜分裂后，朝鲜的人参依旧是由国家统一经营管理，实行专卖。韩国的人参逐渐由官营转为民营，放开市场经营，但原官办的品牌"正官庄"在市场上仍占有明显的优势。朝鲜的红参主要产于开城，韩国的红参主要产于锦山。20 世纪 50 年代朝鲜的红参由天津口岸进口到国内，由中国药材总公司统一分配，计划配给各地药材公司经销。另有一部分韩国产的红参，经香港转口进入我国市场。改革开放之后，韩国的"正官庄"高丽红参逐渐占据国内市场。目前市场上的朝鲜红参，以韩国的红参为主，朝鲜的红参已很少见。

二、朝鲜人参的种植

朝鲜人参的种植方式，过去和中国一样，也是在山林中伐木后清林开地种植。由于森林面积的缩小和保护环境的需要，韩国早已停止了伐林种植人参的方式。现在种植方式主要为两种：一种是在已开垦的坡地上种植，另一种是在农田平地里种植。坡地种植的坡度一般在30°以下，而农田种植基本没有坡度。近年韩国的农田种植人参的技术被引入国内，正逐渐成为我国园参种植的主要方式。

韩国种植人参，采用5～6年的生长年限，播种2～3年后要进行一次移栽，占用两块土地才成熟收获一次的种植方式。其中"正官庄"等品牌，则需保证长足六年，因此成品的质量得以保证，价格也很高，比同样种植年份的中国红参要高出几倍。

三、朝鲜人参的加工分类与成品规格

朝鲜人参的加工方式，主要分为红参和白参两大类。红参有朝鲜红参、朝鲜尾参两种；白参有朝鲜白参、朝鲜皮尾参两种。

（一）朝鲜红参

1. 朝鲜红参的加工

朝鲜因产地、气候、土壤等自然环境适宜人参的生长，而且栽培技术较为先进，所以人参的质量好。特别是朝鲜红参，由于加工过程要求严格，选料认真，炮制精细，色香味均佳，在医疗和滋补方面效果显著。

红参（图6-1）的加工方式，是通过蒸、煮，或用其他方法将人参淀粉糊化的

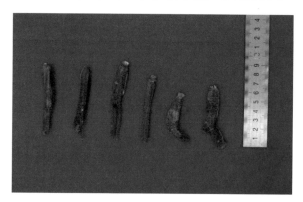

图6-1 红参

过程。朝鲜红参的加工方式与中国红参的加工方式类似，主要有：选参—洗参—蒸参—干燥—修尾—晒干—整理—包装。

加工朝鲜红参最重要一环是原料水参的选择。人参的生长周期较长，一般要五至六年才能成材。原则上采用五年以上的原料水参加工。

水参采挖的时间，应该是在下一年的潜伏芽长成之前进行，在人参叶枯萎凋落前的 9 月中旬至 10 月初之间为宜。此时采挖出的水参浆水足，加工出来的红参品质佳。

加工时，将洗净的水参放进蒸参锅内，根据水参大小，蒸 2 ~ 3 小时。蒸后稍加干燥，然后将侧根和细须削掉，留下芦头、主根和支根。将整理过的人参晒干，根据红参的质量和形状标准要求，分成各个等级，再把各等级的人参称量分装，待完全干燥后，进行包装。

在朝鲜红参的加工过程中，蒸参的时间长短、温度的控制，都会对成品的品质产生影响。为保证产品的品质，韩国对红参加工技术进行长期深入研究，专为朝鲜红参的加工研发出整套全自动生产加工设备。近年来，韩国人参加工成套设备也开始进入中国。

2. 朝鲜红参的优劣与商品规格

（1）朝鲜红参（又称高丽红参、别直参）

朝鲜红参（图 6-2、图 6-3）芦头粗大短壮，单芦或双芦，偶有三芦，

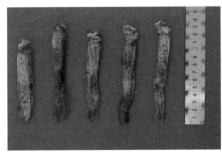 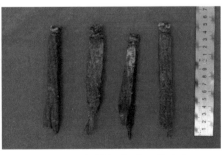

图 6-2 朝鲜红参（带皮）　　图 6-3 朝鲜红参（不带皮）

芦碗大。参体多压成不规则方柱形，肩部宽阔粗壮体顺长，上下粗细相近或下部稍细。表面多为红棕色或深红棕色，有光泽，皮细腻或黄色。参腿多为2～3条，参腿粗壮，质地坚实，不易折断。断面角质，半透明，有颜色稍浅的形成层环，具特有的浓厚香气。韩国的产品质量较好，参芦大，肩宽，主根粗壮，色泽红润有光泽，质较老，多有皮有肉，香气浓厚。朝鲜的产品质量较差，主根瘦长，色泽暗淡，质较嫩，多有肉少皮，个别芦头细小，双芦少，肩狭，香气略差。

朝鲜红参的规格是先分等级再分大小。

过去韩国的产品分为天字、地字两个等级，各等具体规格（每600克）分为15支、20支、30支、40支、50支五档，但都有虚支。现在产品分为天、地、良、切四个等级，天、地、良三个等级的具体规格分为10支、15支、20支、30支、40支、50支、60支、70支、小支九档，切参没有支苗的分别。具体的规格包装见下表（表6-1）。

表6-1　韩国高丽红参规格包装（天、地、良）

规格	10支	15支	20支	30支	40支	50支	60支	70支	小支
600g装	14支	19支	28支	38支	48支	58支	68支	78支	79-100支
300g装	7支	10支	14支	19支	24支	29支	34支	39支	40-50支
150g装			7支	10支	12支	15支	17支	20支	21-25支
75g装				5支	6支	7支	8支	10支	11-13支

朝鲜的产品（图6-4）分为天、地、人、翁四个等级，各等具体规格分为10支、20支、30支、40支、50支、60支、70支、80支、小支十档，各档都有虚支。

过去上海对朝鲜红参来货都要经过重新整理分档（表6-2），分为一等、二等、三等三个等级。

一等朝鲜红参：芦较大，体坚实，皮纹细，色红润，有光泽，无空破，

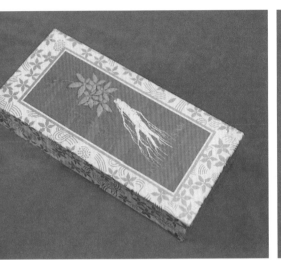
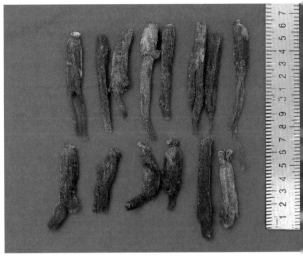

图6-4 朝鲜红参

少岔支。大多从天、地等级中挑出。

二等朝鲜红参：芦、腿、皮纹、色泽逊于一等，略有粗糙皮，无明显空破。大多从地、良（人）中挑出。

三等朝鲜红参：芦、腿、皮纹、色泽逊于二等，有粗糙皮及明显空破。大多从良（人）中挑出。

另外还有朝鲜红参片、粉、芦等商品（图6-5）。具体分等要求，以

表6-2 上海朝鲜红参分档等级标准

500g装	10 支	15 支	20 支	30 支	40 支	50 支	60 支	小支
单支	≥30g	≥20.5g	≥15g	≥11.5g	≥9.5g	≥7.5g	≥6.5g	6.5g

参的外表形态、色泽、内在质量以及每支重量为标准。

（2）朝鲜尾参

朝鲜尾参，是用水参修剪下来的支腿或粗条加工成的朝

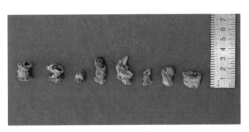

图6-5 红参芦

鲜红参。

过去韩国的尾参分为京顶尾、大尾、中尾、中中尾、夹尾、米尾、细尾七档。规格标准以参的条干大小粗细分档，规格较齐整，长短也较均匀，尾参两端都切过，粗细基本相仿，断面糙性，但有光泽。米尾多数是从尾参两端切下的。细尾的长短、粗细不一，并略有碎末。

朝鲜的尾参分为大尾、大中尾、中尾、小尾、米尾、细尾六档。来货规格较粗糙，同档尾参的大小、粗细、长短不均匀，两端没有切过，有粗细。尾参和朝鲜红参一样，压成饼子。

上海的规格，分为朝鲜红参大尾、中尾、小尾。

由于朝鲜红参的质量好，价格高，市场中便有假冒伪品出现。

朝鲜红参的伪品主要为国产红参的拼接品。是用根皮包裹小支参或杂质，配上侧根和芦头后，加工压成不规则方柱形。然后再按朝鲜参规格压成块状，充作朝鲜红参。

伪品与朝鲜红参的主要区别在于表面色暗无光泽，皮色差异较大；有拼接痕迹，侧根短，芦头形状特异，芦碗模糊不清；断面有不规则裂隙，或有大小不等碎块，气香特异。

后又发现有选择芦大、腿粗、体态均匀、色泽好的国产红参，经过整形、整芦等方法，按照朝鲜红参的规格压成块状，套上朝鲜红参的包装冒充朝鲜红参。

（二）白参类

1. 朝鲜白参的加工

朝鲜白参类加工品的原料，多数是加工朝鲜红参挑拣下来的水参；或水参修剪下来的边艼、支条；或在栽培过程中，移土再植时修剪下来的边艼、支条。加工时，将水参洗净，刮去表皮，晾晒、烘干后即成。朝鲜白参或皮尾参，成品呈乳白色或淡黄色。主要的加工程序为：水参－治尾－洗参－刮皮－晒干－修整－干燥－称量－包装。

朝鲜白参的加工过程类似于生晒参的加工。主要区别在于，水参在清洗干净后，要用竹刀将人参的表皮轻轻刮去。刮皮要注意既不能刮得过深伤到参体，又必须刮干净，使成品的外表光滑。另外，晾晒和烘干交替进行，以晾晒为主。烘干采用低温干燥，温度不宜超过50℃。

朝鲜白参加工成品的质量，取决于原料水参的生长年限、参形、体积、质量等级以及加工技术水平等。

2. 朝鲜白参的商品规格

（1）朝鲜白参

朝鲜白参又称白高丽参、高丽白参。

过去韩国的产品不分等级，具体规格分为15支、20支、30支、60支、70支、小支六档，每斤基本足支。

朝鲜的产品分为一等、二等、三等、四等四个等级，各等级具体规格分为15支、20支、30支、50支、80支、120支、140支、小支九档，每斤基本足支。

上海的规格，对来货的朝鲜白参，经过重新整理分档，但不分等级，具体规格分为15支、20支、30支、50支、70支、90支、小支七档，都有虚支。此外还有朝鲜白参片、条、芦等品规。

（2）兴京白参

兴京白参是国内模仿朝鲜白参的加工工艺所生产的一种精制生晒类白参。兴京白参的加工与生晒参大体相同，只是更精细一些。兴京白参的加工过程如下：

选参：必须选正身长、浆水足的优质原料参，成品不允许抽沟。

下须：在洗参前，将芋须全部修去，可保留 1 ～ 2 根粗腿。

洗参：将修剪好的原料水参清洗干净。

刮皮：用竹刀将鲜参的表皮轻轻刮去。

晾晒：刮皮后，立即用干毛巾将参体表面的生水和皮屑擦拭干净，然后置于阳光下晾晒。

烘干：晾晒和烘干交替进行。与生晒参的加工相比，晾晒时间要多于烘干时间，以晾晒为主。烘干采用低温干燥，温度不宜超过 50℃。

整形、配支：晾晒干燥后，要将参芦上的残基和多余的须条修剪干净，然后按规格要求分档、配支。

包装：将定好规格的成品密封，再用铁盒或纸盒包装。

兴京白参成品（图 6-6）在色泽、形体上要求十分严格。鲜参从起土到置于阳光下晾晒时间不能超过 24 小时，整个加工过程必须选择在晴天进行，否则就难以达到色泽洁白的质量要求。为此一些产区在连续几日晴天的情况下，傍晚挖土起参，当夜进行选参、下须、刷洗、刮皮等工序，在日出前上晾盘，日出后及时晾晒。

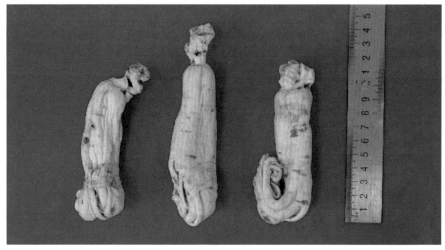

图 6-6 兴京白参

兴京白参的外观性状为：主干较长，不分岔，带1～2根粗腿或不带腿，体形饱满坚实，无抽沟；色洁白，表面光滑；断面黄白色，形成层明显；有清香味。

兴京白参的商品分为15支、20支、30支、40支、50支、60支、80支和兴京白参片、兴京白参胶囊等规格。支头货以500克为计算单位，无虚支，分别装入500克铁盒、200克铁盒、100克铁盒（表6-3、表6-4）。

市场上按兴京白参方式加工成产品的还有新开河白参、长白山白参等。

表6-3　兴京白参规格

规格	15 支	20 支	30 支	40 支	50 支	60 支	80 支
支数 /500g 盒	15	20	30	40	50	60	80
支数 /200g 盒				16	20		
支数 /100g 盒			6	8	10	12	16

表6-4　兴京白参附属规格

品名	兴京白参片	兴京白参胶囊
包装规格	50g 纸盒装	0.25×36 粒 ×2 瓶

（3）朝鲜皮尾参

又称高丽坯，是用水参修剪下来的支腿或粗条加工成的朝鲜白参。

韩国的产品不分等级，具体规格分为皮大尾、皮中尾、皮夹尾、皮细尾四档。另外还有一种细皮尾，也就是白须。

朝鲜产品分为一等、二等、三等、四等四个等级。各等级具体规格分为大尾、中尾、细尾、皮尾四档。

目前国内市场经销的朝鲜人参类商品主要是韩国的高丽红参，朝鲜人参市场上已很少能看到。

附：日本人参

日本人参是指出产在日本，与中国人参同科同属同种的五加科植物人参的干燥根。按照加工方法不同，分为红参、白参、东洋参三大类。

（一）红参类

日本红参分为红参、红腿、红束毛、红毛等。

日本红参：选择形态饱满、浆水较足的水参，清洗干净后，经过蒸制、晾晒及烘干后即为成品。成品呈深红色或暗红色（图6-7）。

红腿：又称红条、东条，规格好的两端粗细均匀，可加工尾参，规格

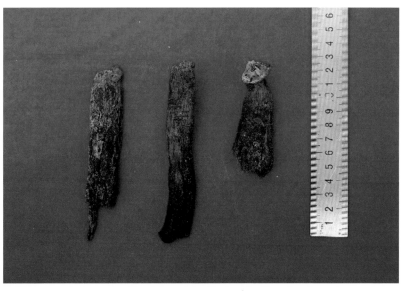

图6-7 日本红参

差的只能作红条销售。

红束毛：又称红直须。

红毛：又称红弯须，是粗细混合的乱须。

历史上日本红参主要有长兴社、曾田社以及长岗洋行经销的菊牡丹三个品牌，其他的统称杂牌。

长兴社：一斤包装。体态均匀，皮纹老结，色泽红润有光泽，质量较好。产品分为天、地、人、月、花五个等级，各等级规格又分15支、20支、30支、40支、50支、60支、80支、小支八档，均是全须足支。

曾田社：一斤包装。参芦大，体长，呈棕红色，色香味较长兴社为佳，但形态不及长兴社的饱满。皮纹细结条干起筋。产品分为天、地两个等级，各等级的具体规格同长兴社。

菊牡丹：五斤木盒装。体坚实，色泽红润有光泽，皮纹较长兴社的嫩。产品不分等级，规格与长兴社相同。

（二）白参类

水参起土后，洗净，晒干或烘干即为成品。

日本白参分为横筋、横玉、一年肉、二年肉、东坯、白毛等。

横筋：又称黑泥横纹。身长，体结实，皮细纹多，呈黑色或灰黑色。经修剪加工去皮后即为上海成品规格，参的正身称为顶横纹，尾部称横纹芋光。

横玉：体短、皮粗纹少，呈黄褐色或灰褐色，皮色近似进口种洋参。略作修剪后，经加工去皮即为上海成品规格，称为行横纹。

一年肉：又称一年参、春尾。体松软，皮嫩无纹，皮色呈淡黄色。经修剪加工去皮后即为上海成品规格，称为软芋光。

二年肉：又称二年修。体松软，皮嫩无纹，皮色呈淡黄色，经修剪加工去皮后即为上海成品规格，称为软赛光。

东坯：条干粗细不一，质坚实粳性，色米黄。经加工去皮后即为上海成品规格，称为东坯艽光。

白毛：又称一翻须。是粗细混合的原生乱须，近似白混须。

（三）东洋参

挑选体质饱满、浆水较足的水参坯子，去艽须，在沸水中焯熟，干燥后，再截去一节参芦，即为成品。其质量以体坚实、皮细、外皮呈淡黄色、内心红润为佳。

东洋参的类别有正社、会底、信底、信州四种。

正社货的质量最好。芦大，皮细肉结实，社名有野板社、荣林堂、曾田社、高田社等。

会底货的质量略逊于正社，社名有金凤社、立盛社、长兴社、信盛社等。

信底货的皮纹较粗，体质较松，质量不及会底货。社名有永兴社、天隆社等。

信州货质量较差，皮粗、肉松，体圆形，不立社名，统货分档。

各社的具体规格均为：每斤足支，分为30支、40支、50支、60支、70支、80支、100支、小支等。

日本生产的各种人参产品在我国市场上早已绝迹。由于栽培人参需长达数年之久才能收获，所花费成本较高。日本的农业种植成本高于韩国和中国，日本人参的售价又低于朝鲜人参，因此种植人参无法获得收益。二战以后，日本人参业逐渐衰废。

现将民国时期东洋参的规格等级记录如下（表6-5）：

表 6-5　民国时期东洋参花色品名规格表

花色品种	规格	支 数（1 司码斤）	花色品种	规格	支 数（1 司码斤）
旭记	长光支	25 支	小冬	短光支	220 支
宇记	〃	30 支	玉记	〃	220 支
宙记	〃	40 支	小玉	〃	无数
天记 凤记	〃 〃	50 支	花记	长破支	35 支
仁记	〃	65 支	春记	〃	50 支
	〃	85 支	夏记	〃	80 支
义记	〃	110 支	中夏	〃	100 支
礼记	长光支	140 支	小真	长破支	160 支
智记	〃	180 支	功记	短破支	75 支
信记	〃	220 支	次功		110 支
顺记	〃	320 支	商记	〃	140 支
大日	短光支	35 支	大武	武支	55 支
日记	〃	55 支	中武	〃	110 支
月记	〃	75 支	小武	〃	180 支
秋记	〃	100 支	大虎	〃	85 支
雪记	〃	140 支	小虎	〃	110 支
冬记	〃	180 支	玉折	条	无数

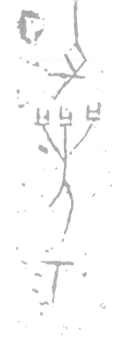

第七章
西洋参

一、西洋参的发现和应用

（一）西洋参的发现

西洋参，五加科植物西洋参（Panax Quinquefolium L.）的干燥根，又称美洲人参、花旗参（因美国旧称花旗国而来）、洋参、西参、广东人参等。

早在 1708 年，法国传教士杜德美受清廷之邀参与绘制《皇舆全览图》。在去东北考察途中见到了当地人采集的带茎叶人参，并依原样大小画图。1714 年，他在英国皇家协会会议上发表了一篇文章，详细叙述了中国人参的形态特征、药用价值，并附有原植物图。直到那时，西方医学才知道人参的药效，并根据其标本和图形在各地自然条件相近的森林中展开寻找。1716 年，法国传教士法朗士·拉费多在北美当地印第安人的帮助下，按图索骥在原始丛林中找到了与中国人参形态极其相似的植物，而且当地土著居民也经常食用这种植物的根以解除疲劳。后送巴黎鉴定为 Panax Quinquinquefolium L.，与人参同属五加科，但不同种，即西洋参。

自 1718 年起，西洋参进入中国。过去一直以美国旧金山为集散地，由金山庄洋行运销香港，再由香港的广帮参药铺如广安和、广安昌、寿草堂、宝昌隆、万昌隆等修剪加工、整理、分档后，成品大多数转运上海，少数转销广州、汕头、厦门等地区。

（二）西洋参在我国的应用

西洋参进入中国后，即为中医所认知并应用于临床治疗病症。

清代医家吴仪洛所著《本草从新》中记载西洋人参："苦微甘，寒""补肺降火，生津液，除烦倦。虚而有火者相宜""脏寒者服之，即作腹痛，郁火服之，火不透发，反生寒热"。

清代医家龙柏所著《药性考》中记载："补阴退热。姜制益气，扶正气。"

清代医家叶桂撰所著《本草再新》中记载："治肺火旺，咳嗽痰多，气虚咳喘，失血，劳伤，固精安神，生产诸虚。"

清代医家赵其光所著《本草求原》中记载："肺肾，凉心脾以降火，消暑，解酒。"

清代医家张锡纯所著《医学衷中参西录》中记载："能补助气分，并能补益血分。"

清代曹炳章所著《增订伪药条辨》中记载："西参滋阴降火，东参提气助火，效用相反，凡是阴虚火旺，劳嗽之人，每用真西参，则气平火敛，咳嗽渐平，若用伪光参，则反现面赤舌红，干咳痰血，口燥气促诸危象焉。"

由上述诸多清代医家著作中的记载来看，当时中医对西洋人参的药性以及作用功效已经有了相当认识，已经广泛应用于临床治疗疾病。

二、西洋参的产地分布与生长环境

西洋参最先在北美被发现，主要分布于北纬30°～48°，西经

67°~125°之间的山地森林中。这个区域包括了美国东部和加拿大东南部的广大地区。

美国的西洋参产区主要分布于西经100°以东地区，几乎从南到北的各州都有。其中五大湖（苏必利尔湖、休伦湖、密歇根湖、伊利湖和安大略湖）沿岸及周围地区的产量最高。当地1月份气温在0℃左右，7月份气温21℃左右，年降水量1150毫米左右，无霜期达到140~200天。山林植被主要由胡桃、栎树、山毛榉、白蜡、白杨等落叶树种组成，林内郁闭度0.7~0.8，林下生长着多种药用植物，如贯仲、天南星、升麻、鹿药、忍冬、商陆等。表层土壤由枯枝落叶腐烂后形成，属森林灰棕壤，pH5.5~5.6，疏松透气肥沃，最适于西洋参的生长。

加拿大的西洋参主要分布在圣劳伦斯河流域，以蒙特利尔和魁北克附近为最多。当地1月份平均气温 −12℃~4℃，7月份平均气温为16℃~21℃，年降雨量1000~1270毫米，无霜期100~140天。天然植被为针阔混交林。

我国是除了美洲大陆之外西洋参的主要产出国。从20世纪70年代引种西洋参获得成功开始，西洋参的种植就在我国逐渐扩大。目前已经形成东北和山东两大主要产区。据估算，全球西洋参每年的总产量约6000~7000吨。其中，加拿大以种植西洋参为主，占世界总产量的40%左右。美国有野生、半野生和种植三种类别的西洋参（花旗参），总产量约占世界总产量的30%。而中国引种的西洋参也约占世界总产量的30%左右。

三、西洋参的分类与种植

西洋参按其来源可大致分为野生西洋参、半野生西洋参和种植西洋参三类。

（一）野生西洋参

野生西洋参是指自然生长在野外山林里的西洋参，其资源稀少。野生西洋参生长在北美洲的山野森林里，或林缘靠近水沟、溪流的山坡上。树叶腐烂后形成的腐殖土的土壤，湿润、透气、肥沃、排水良好，适于野生西洋参的生长（图7-1）。

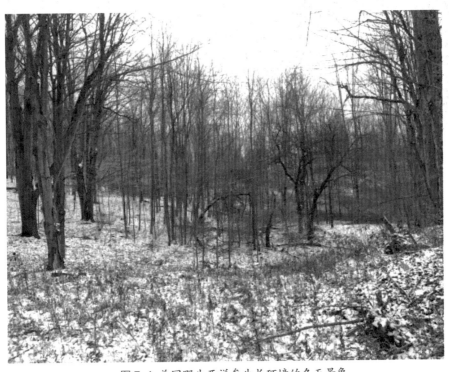

图7-1 美国野生西洋参生长环境的冬天景象

美国对野生资源的保护较好，因此，美国东部的丘陵山地，从南到北，都有发现野生西洋参资源。据美国农业部经济植物研究所杜克1979年7月的调查，马里兰州贝尔兹维尔附近方圆24公里范围内的一片森林中，在两公顷面积内发现有野生西洋参743株。美国野生西洋参的品质，以北部纽约州与威斯康星州的为优。其中，威斯康星州南部及大湖区雪岭山脉

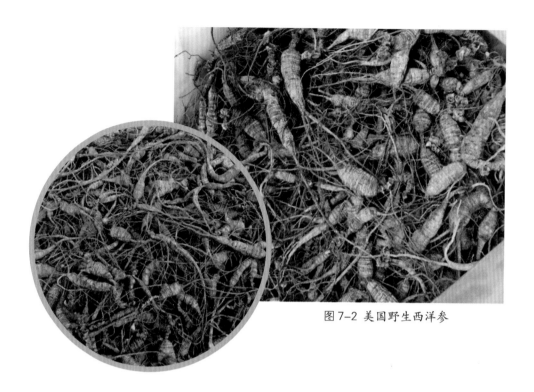

图 7-2 美国野生西洋参

的野生西洋参，被认为是质量最好的（图7-2）。

美国野生西洋参的采挖和出口，都需经美国濒危植物保护组织的签证特许。采挖人的资质和每年采挖的数量，必须得到政府相关部门的批准。一般野生西洋参的采挖是由当地的猎人来完成。猎人在进山打猎时，附带进行野生西洋参的采挖。采挖来的野生西洋参全部交给由国家认可的收购点收购。每年在收购季节，收购点即时向政府相关部门汇报已收购量。政府按计划收购，一旦达到收购量，立即通知收购点停止收购。2017年10月，在纽约州野生西洋参收购点实地调查时我们了解到：近几年由于猎人减少，使得野生西洋参的采挖量下降，每年至收购季结束都未达到政府的限额标准，也就未遇到政府机构来通知停止收购的情况。野生西洋参的出口，也需取得相关政府批准的数量配额。如今，出口商家在取得美国政府颁

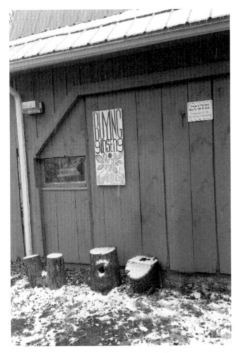

图 7-3 美国野生西洋参收购点

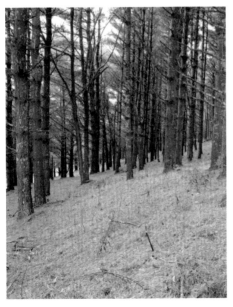

图 7-4 半野生西洋参的生长环境

发的 CITS 出口证明之后，可采用跨境电商的方式经海关备案后合法销售（图 7-3）。

加拿大的东南部地区，也有野生西洋参，但资源较少。目前加拿大政府禁止野生西洋参的采挖与出口。

（二）半野生西洋参

半野生西洋参通常称美国半野山参，又名移种野参。主要来源有两种：一是将西洋参种籽人工播种于天然森林中，任其自然生长，类似于中国的林下山参种植方式（图 7-4），一般参龄在 10 年以上；另一种是在林下做床，播种西洋参种籽，任其生长，中间不移动，类似于中国的林下趴种植方式，平均参龄为 7 ~ 9 年（图 7-5、图 7-6、图 7-7）。

值得注意的是，半野生的西洋参，在美国已经有一定的产量产出，但在市场上并未见到按半野生销售的产品。该类产品的去向，值得业内人士关注。

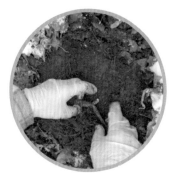

图 7-5 半野生西洋
参的采挖

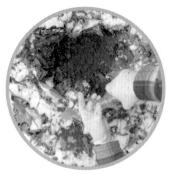

图 7-6 半野生西洋
参的清洗

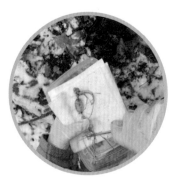

图 7-7 生长 10 年以
上的半野生西洋参

（三）种植西洋参

1. 北美主要产区

由于野生西洋参日益减少，而亚洲市场的大量需求，促进了西洋参种植业的发展。目前种植西洋参的主要产区集中在北美的五大湖地区周围，即美国的威斯康星州和加拿大安大略省等地。美国生产最多的是五大湖区域的威斯康星州，占全美国西洋参总产量的 90%。该地区地形为低山丘陵地带，土壤为森林灰棕壤，表层灰褐色，团粒结构好，pH3 ~ 6.5，有机质含量高达 3.65%，夹有较多直径 3 ~ 5 毫米的粗砂粒，透气性好。在加拿大，西洋参主要集中在安大略省和魁北克省，这些地区冬夏温差大，有独特的沙质土壤。

2015 年《中国药典》增加了西洋参检测农药残留的项目后，加拿大出产品有大批量出现农残 DDT 超标现象。据查，加拿大西洋参主产区原来是烟叶主产区，20 世纪六七十年代种植烟叶施用 DDT，致使土壤污染，至今没有消除，使现在出产的西洋参农残超标。现在加拿大产区出口中国的西洋参只能选择没有种过烟叶的土地种植了。

西洋参的种植与我国园参种植方式相仿，不同之处在于，北美西洋参的种植过程中，机械化程度较高，为此，一般采用高棚方式，以便种植期间机械化设备可以在棚内操作（图7-8、图7-9、图7-10、图7-11、图7-12、图7-13、图7-14）。

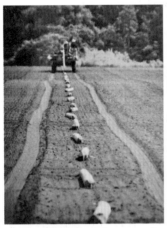

图7-8 种植西洋参土地做床   图7-9 搭建西洋参种植棚

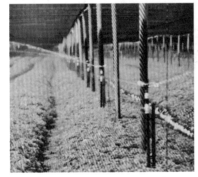
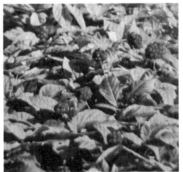

图7-10 西洋参种植大棚浇灌系统   图7-11 西洋参果

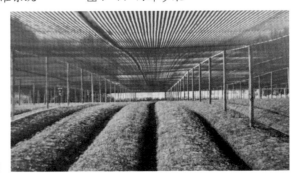

图7-12 西洋参种植大棚

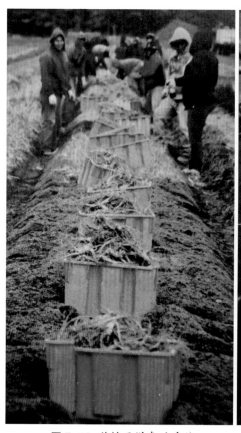

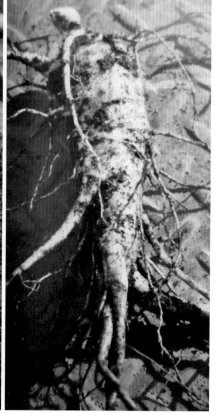

图 7-13 种植西洋参的采收　　　　　图 7-14 种植西洋参

2. 我国引种西洋参的情况

我国过去的西洋参一直依赖进口。20 世纪五六十年代曾多次引种，一直未获成功，直到 70 年代我国再次引种西洋参，并在北京、山东、吉林、辽宁和陕西等多地开展科研攻关，最终获得了成功。

近年来，我国的西洋参种植面积不断扩大，形成了东北和山东两大主要产区。目前产量较大的西洋参种植区域主要分布在辽宁、吉林、黑龙江三省和山东威海的文登地区。

西洋参的种植周期一般为 3 ～ 5 年，3 年收获最多（约占 60% 左右），

5 年收获较少。与中国的园参种植周期比较，平均生长周期短一年（中国人参目前 70% 是四年生）。

我国西洋参的种植方式与园参种植相类似，都是采取参地里做床搭棚（图 7-15、图 7-16、图 7-17、图 7-18、图 7-19）。人参和西洋参作为同科同属不同种的植物，在植物形态上是比较接近的。在东北产区，我们在外观上对两者进行了比较，发现两者的叶面形状差别比较大。人参的叶

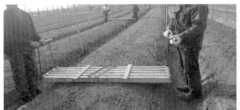

图 7-15 西洋参点穴播种

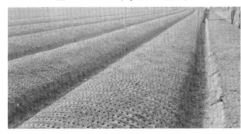

图 7-16 西洋参播种穴位

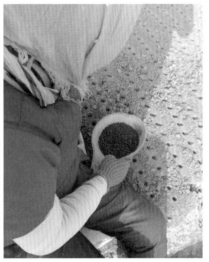

图 7-17 人工播种西洋参籽

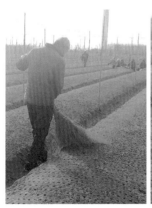

图 7-18 播种好的穴位覆土

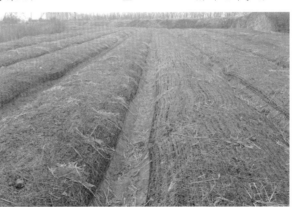

图 7-19 西洋参种植保暖防冻

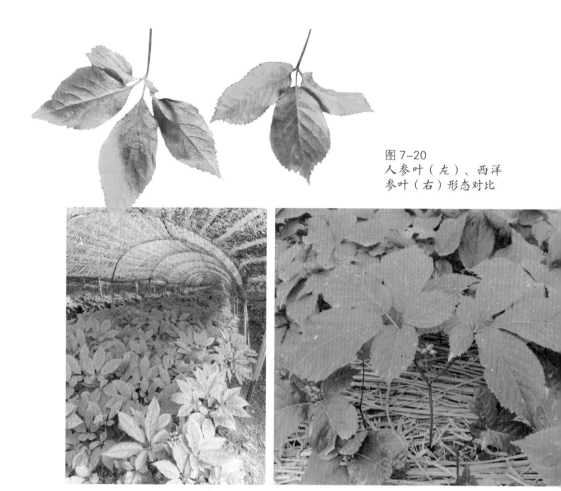

图 7-20
人参叶（左）、西洋
参叶（右）形态对比

图 7-21 种植人参

图 7-22 种植西洋参

片呈尖椭圆形，叶面前半部和后半部宽度一致；西洋参也是尖椭圆形，前半部叶面宽于后半部，呈类鸭蛋形。此外，一般情况下，西洋参叶面颜色略深，呈墨绿色，而人参叶面颜色略浅，呈翠绿色（图 7-20、图 7-21、图 7-22）。

西洋参的采收时间，各地区会根据气候差异有先有后，一般是在每年的 9 月中下旬到 10 月中旬。

与中国人参相比,西洋参的适应性更强,种植区域更广,生长年份更短,而市场价格反而更高。

四、西洋参的加工与成品规格

(一)西洋参的加工

西洋参的加工一般采取生晒方式。主要的加工步骤:冷藏—洗参—晾晒—烘干—分拣—包装。

• 冷藏

新鲜采挖的西洋参需要先放入冷库,在4℃~6℃的温度范围里冷藏两周左右之后再加工。经冷藏后加工出来的西洋参显糯性,加工切片不易裂碎。

• 洗参

洗参是将西洋参上的泥土清洗干净的过程。北美地区加工西洋参相对粗放。一般都是采取高压水冲洗或洗参机洗的方式。一方面不容易完全洗干净,同时还极易产生断芦、折腿、破皮、掉须的情况。在北美,我们看到许多野生西洋参的加工成品都是断芦、断腿、断须的。

• 晾晒

洗干净后的西洋参,在进入烘干室以前,要将表面水分在日光下晾晒干。要把不同大小级别的西洋参放在不同的烘干帘(盘)上。一般分三级:一级直径大于20毫米,二级直径10~20毫米,三级直径10毫米以下。便于后续烘干时间长短控制。

• 烘干

多采用烘干室干燥的方法。烘干室可根据条件来定,有的采用玻璃房靠日光晒干;有的是采用暖气烘干;有的采用电热风吹干;有的采用地炕烘干。无论哪种烘干室,都要求卫生、防火设备齐全、照明良好、有能启闭的排潮孔。较先进的烘干室内设有多层放置参帘（盘）的架子（图7-23），有较完善的供热调温和排湿系统。烘干的温度要求是：起始温度为25℃～26℃，持续2～3天，然后逐渐升至35℃～36℃。参主体变软后，再使温度升至38℃～40℃，2～3天后逐步降至30℃～32℃，直到烘干为止。整个烘干时间为两周左右。烘干的湿度要求是：初期控制相对湿度在60%左右，中期50%，后期40%以下（图7-24）。西洋参烘干是决定产品质量好坏、价格高低的重要因素，技术要求较高。

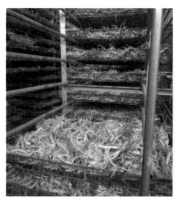

图7-23 分大小摆盘的西洋参　　图7-24 西洋参在烘房内烘干

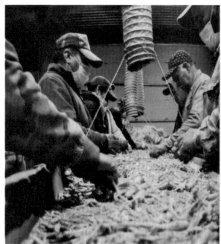
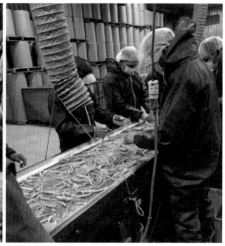

图7-25 人工挑拣西洋参

● 分拣

是将烘干好的西洋参根据等级规格挑选整理的过程（图7-25）。

● 包装

是将分拣好的各档规格西洋参，分别包装。

（二）西洋参的成品规格

西洋参成品可分为野生西洋参和种植西洋参两大类。野生和种植西洋参均有原坯货和复制加工品两种。

1. 野生西洋参

原坯货野生西洋参呈短圆柱形和短圆锥形，质地松泡或坚硬，体轻多灵体，外表为黄褐色或灰褐色，外表有紧密螺旋体并可见纵皱纹，主根下部有侧根数根，芦头长或短，芦长者弯曲多变，芦碗紧密，有的去芦，气香浓郁（图7-26）。

成熟的野生西洋参均有二十几年以上，50年以上者经常可以见到。在美国野生西洋参收购点还可见到几支百年以上的老山参。

美国野生西洋参加工比较粗放。野生西洋参采挖后在收购点简单刷洗

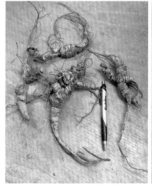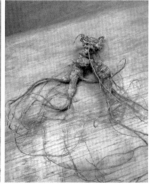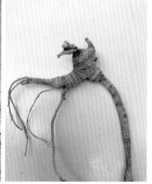

图7-26　野生西洋参

后烘干，黑泥并未洗尽，因此通常皮色较黑，带泥，表皮粗糙。干燥后直接装桶，而不是像中国野生人参打潮理顺须条后，仔细装盒以防断须，所以野生西洋参大部分须条不全，运到亚洲后更是断损大部分，所以野生西洋参大多不带须完整销售。在收购点对外销售时，也不分大小和年份，混装入桶，运到亚洲各进口公司后再做二次加工。

民国和新中国成立初期上海野生西洋参的主要规格有：

（1）野山原皮参

将原支野生西洋参去条须后，以支苗大小分档，按每 500 克所含支数分为 50 支、100 支、200 支、300 支、400 支、500 支、600 支。支苗基本足支，剪下来的参粒称野山原皮参剪口；体粗糙，体态武形，质量较差的称边泡。

（2）野山面参

挑选体态好、内色白的小支野山原皮参，经修剪加工去皮后，为野山面参，又称一号面参，规格分为 200 支、300 支、400 支、500 支、600 支、700 支六档，支苗均是虚支。

（3）野山西洋参条、芦

野山原皮参细条，经加工去皮后，称野顶光，又称 800 支茶参；野山原皮参芦，经加工打白后，粗大的称香港芦，细小的可以掺入野顶光内。

（4）野山西洋参粉

将野山西洋参打粉。

现在市场上可以见到的野生西洋参多以带须原支进行销售，而未区分等级。

2. 种植西洋参

原坯货种植西洋参呈圆锥形、纺锤形或圆柱形，质地较坚实，外表呈黄褐色或淡棕黄色。外表皮纹少而稀疏，全体可见不规则的纵皱纹，多有小疣状须根痕。主根下部偶有侧根，芦头短小，或者去芦。折断面较平坦，呈黄白色或浅棕黄色。形成层环明显，呈棕黄色。皮部散有红棕色树脂道，气香。

民国和新中国成立初期上海种植西洋参的主要规格有：

（1）种（正）原皮参

原坯货去条须后，即为种（正）原皮参。规格分为超大支、特大支、大支、中支和小支五档。各档规格按支苗大小分量分档（表7-1）。此外还有种（正）原皮参条和种（正）原皮参须，修剪下来的参粒称为种（正）原皮参剪口。

表7-1　上海长支正原皮参规格

规格	超大支	特大支	大支	中支	小支
每500g	单支10克以上	70支以内	120支以内	180支以内	250支以内

种（正）原皮参规格有长支和短支之分。上海市场一直以长支规格销售为主。香港、广东等消费者则更偏爱短支（图7-27、图7-28）。

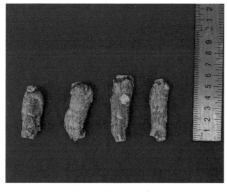

图7-27　西洋参短支

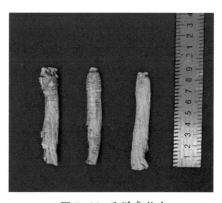

图7-28　西洋参长支

其他还有西洋参片、条、须、剪口等（图7-29、图7-30）。

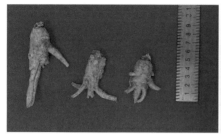
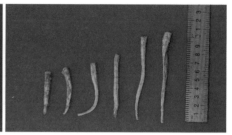

图7-29 西洋参原尾　　　　　　　图7-30 西洋参条

（2）粉光

挑选体态好、内色白的大支种（正）原皮参，经修剪去皮后即为粉光，又称光洁。按加工后的体态、皮纹、色泽好坏，分为二号粉光、三号粉光、四号粉光三个等级。各等规格可分为10支、15支、20支、30支、40支、50支、60支、80支八档。

（3）种（正）面参

挑选体态好、内色白的小支种（正）原皮参，经修剪去皮后即为种（正）面参，又称二号面参。规格分为200支、300支、400支、500支、600支、700支六档。

（4）种（正）折尾、种（正）顶光

种（正）原皮参条经加工去皮后，粗条即为种（正）折尾，细条即为种（正）顶光。

五、西洋参的功效

西洋参四气属凉，五味为苦、甘，其功效为补气养阴，清热生津。用于气虚阴亏，虚热烦倦，咳喘痰血，内热消渴，口燥咽干。中医学认为人参四气属温为"阳"，能大补元气、提振精力；而西洋参为"阴"，能益气养阴、清降虚火，药性温润平和，可以"凉补"，故凡欲用人参而不受人参之温者皆可用之。因其有促进细胞新陈代谢的作用，又有平衡血压、降胆固醇、平衡血糖、强精、助消化及消除疲倦的功用，而且效果渐进而缓和，很适合给大病初愈的人服用来调理身体。

现代医学证明，西洋参对身体和大脑有很好的保健作用，对中枢神经有很好的调节作用；对各类心脏病均有较好的疗效，例如高血压、心肌营养性不良、冠心病、心绞痛等，对于心脏病引起的各种不良症状有较好的缓解和调理功能，癌症患者在放射治疗和化学治疗后可能会有咽干、恶心等不良反应，西洋参同样能调理并缓解症状。

民间一般对心衰引起的各类心脏疾病多用人参，取其强心补气之功效；而对外邪侵入肺、肝以及肿瘤，特别是放化疗后，多用西洋参，取其养阴生津之功效。

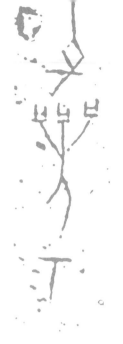

第八章 人参的使用和服法

一、人参的现代研究应用

现代医学、生物学和化学的发展，为人参的研究提供了新的技术与方法。多年的药理研究及临床试验所得到的大量研究成果，提升了人们对人参的认识水平，也促使人参的应用范围得到进一步的扩展。

（一）强心保护心脏

现代药理研究发现，人参皂苷 Rb1 能明显增强心肌的收缩力，人参皂苷 Re 能预防心肌收缩力的降低。多种人参皂苷具有降压作用，其中以人参皂苷 Rg1 为最强，且降压作用不被阿托品、酚胺唑啉和心得安所阻断。人参对血管有先收缩后扩张的作用，小剂量收缩血管，大剂量扩张血管。人参二醇、人参三醇能使血管平滑肌松弛，从而产生降血压作用，三醇的作用较二醇更强。红参可刺激外周血液循环，改善心脏功能。

大量的动物试验表明，人参可提高实验动物心脏的收缩力，减慢心率；能减弱或消除氯仿肾上腺素引起的心律失常；改善猫、兔等实验动物心室纤颤时的心跳无力；可明显抑制刺激兔下丘脑合并心肌缺血引起的频发性室性早搏为主的室性心律失常；可扩张麻醉猫的脑脊膜血管，改善脑循环。

为了证明人参的强心补气功效，上药神象委托上海中西医结合协会，组织了上海的华山医院、曙光医院、龙华医院、岳阳医院、普陀区中心医院的心内科，开展了人参治疗慢性心动力衰竭安全性有效性的随机双盲对照多中心临床试验。

2016-2017年，历时一年多，试验方式为：在标准西医治疗基础上，分成两组，一组加服生晒参（普通园参），一组加服野山参（15年以上林下山参）。每日2次，每次1克，研粉吞服。

实验结果显示：

（1）加用野山参、生晒参后，射血分数、6分钟步行距离等指标均得到了显著提高，患者的生活质量明显改善。两者均有效。

（2）在舒张压低于70mmHg的心衰患者中，野山参组在改善射血分数的疗效上明显优于生晒参组。

（3）二者均安全，未发现不良反应。

人参对心脏出色的保护作用，被广泛应用于各种心血管疾病的治疗。治疗心血管病的中成药组方中，人参都是君药。比如麝香保心丸、参附强心丸、养心氏片、参麦注射液、生脉饮等，都离不开人参。

人参还具有改善脑供血的作用，用于老年痴呆症的预防和治疗。

（二）提高机体免疫

人参可使实验家兔白细胞增加，大单核细胞增加较多；可防止多种原因引起的白细胞下降，并能增强网状内皮系统的吞噬功能；可以提高健康人淋巴细胞转化率和γ球蛋白、IgM的含量，从而改善机体免疫功能；人参皂苷Rh2、Rg3、C-K、PPD等，具有杀灭癌细胞的作用，并观察到能诱导癌细胞向正常细胞转化。

人参提高人体免疫力的功效确切，通过改善病人的自身免疫能力，加强机体抗病能力，加快病体康复。日常保健服用人参，可以增强体质，预防感冒。在韩国，面临新冠疫情，提升免疫力的人参就受到了热捧。

（三）增强机体适应

人体在高温、寒冷、缺氧、放射线、严重疲劳等各种化学、物理因子的刺激下，会产生生理应激反应，过度的应激反应会导致人体机能紊乱，甚至产生不可逆损害。人参可以提高机体对各种有害因子的非特异性抵抗力，加强机体的适应性，使紊乱的机能恢复正常。实验表明，人参可降低大鼠士的宁、吗啡、乌拉坦中毒的死亡率，提高对洋地黄毒甙、苯肼等化合物的解毒能力；人参可使受放射性损害的细胞恢复正常。

在冬季，许多老年人及一部分的女性会特别怕冷，穿再多手脚还是冰凉，服用人参可以改善手脚末端血液循环，增强机体对低温环境的适应性。北宋苏颂的《图经本草》中记载："当使二人同走，一与人参含之，一不与。度走三五里许，其不含人参者必大喘，含参者气息自如。"可见人参有助于提高血液携氧能力，有助于机体对缺氧环境的适应性。

（四）促进消化系统

有报道称，人参流浸膏可用于治疗胃酸不足、胃酸缺乏性胃炎及慢性胃炎等病症，能使胃液酸度增高，改善食欲不振及消化不良等症状。实施十二指肠手术的病人，服用人参流浸膏后，可以明显改善因条件性食物唾液反射丧失导致的消化功能异常和口腔粘膜干燥，增进食欲，加快手术创口的愈合。

（五）调节神经系统

《神农本草经》中记载人参："安精神，定魂魄，止惊悸。"现代研究表明，人参皂苷 Rb1 对中枢神经系统具有抑制作用，而人参皂苷 Rg1 则有轻度的兴奋作用；人参皂苷 Rb1、Rb2、Rc 的混合皂苷具有安定作用；人参皂苷 Rf、Re 和 Rd 一次给药均能明显抑制回避性条件反射，多次给药后却能增强回避反应；人参皂苷 Rg1、Rf、Re 和 Rd 均能明显抑制小鼠的格斗行为；人参皂苷小剂量主要表现为中枢兴奋作用，可增强小鼠的自发活动，缩短戊巴比妥钠引起小鼠的睡眠时间，大剂量时则转为抑制作用。

人参能对大脑皮质的兴奋和抑制同时产生作用，使兴奋与抑制两种生理机能得到平衡，纠正神经系统功能紊乱引起的头痛、失眠及精神不振等症状。

（六）改善代谢机能

人参对正常血糖及因注射肾上腺素和高渗葡萄糖引起的高血糖均有抑制作用。动物实验显示，人参可以降低实验性糖尿病犬的血糖，并改善一般症状；可以降低四氧嘧啶所致大鼠的高血糖；人参可调节高胆固醇血症，抑制家兔高胆固醇血症的发生；预防动脉粥样硬化的形成；能促进大鼠肝、肾、血浆、骨髓、睾丸等器官组织的蛋白质及 DNA、RNA 的生物合成，提高 RNA 多聚酶的活性，提高血清蛋白合成率，提高白蛋白及 γ 球蛋白含量。临床上，轻型糖尿病患者服用人参浸膏后可使尿糖减少，血糖降低，停药后，疗效持续两周以上；可使多数患者的口渴、虚弱等全身症状有所改善。

人参因具有调节血糖、降低胆固醇、预防动脉粥样硬化、促进蛋白质合成、增加酶活性等作用，临床上广泛应用于糖尿病、心脑血管疾病等慢性疾病治疗与预防，以及手术病患的术后康复治疗。日常保健养生服用人参，也可增强机体机能，强身健体，益寿延年。

二、人参的服法和用量

人参有多种服法，可以煎煮、煲汤、研粉吞服，也可以泡酒浸蜂蜜。如果是中医处方中使用，最好单独煎煮后将汁水和其他药汁一同服用。

如果服用单味的野山参等高档人参，则宜放入参盅等带盖的容器加水后，隔水蒸，比直接煎煮更能保持人参的原味。

如果是新鲜采挖的林下山参，则更适合煲鸡汤、泡参酒（图8-1）或浸蜂蜜后食用。

人参研粉则更便于携带和方便服用。

人参服用量，国家药典规定每日3～9克，但未区分普通园参和高年份林下山参的使用量，需医生根据病情的轻重缓急确定剂量。如单独服用林下山参等高年份的人参，一般以每日1～5克为宜。初次服用，以1～3克为好。可煎（蒸）二次，分早晚二次服用。

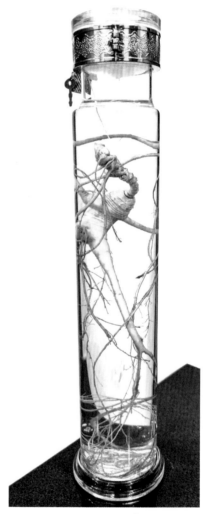

图8-1　野山参泡酒

食用禁忌：按照传统习惯，服用人参期间忌食萝卜，忌喝浓茶，饮食宜清淡，暂停食用螃蟹等大寒的海（河）鲜。

三、人参的保存

成品人参的保存以冷藏为主要方式。

企业批量保存，时间较长的应放入 5℃以下的冷库；经常周转的，可放入 20℃以下的阴凉库。

个人保存，宜放入冰箱。长期存放的可放入冰冻室，短期存放的可放在冷藏室即可。

新鲜人参放入冷藏室，不可放入 0℃以下的冷冻环境中。

参考文献

[1] 上海市药材公司. 参茸的鉴别和应用 [M]. 文汇出版社：上海, 1995

[2] 上海市药材公司. 参茸银耳参考资料 [Z]. 上海：上海市药材公司, 1982

[3] 李桂生. 野生人参鉴别技术 [M]. 科学出版社：北京, 2018

[4] 张亚玉, 孙海. 林下山参护育技术 [M]. 北京农业科学技术出版社：北京, 2015

[5] 王本祥. 人参的研究 [M]. 天津科学技术出版社：天津, 1984

[6] 张树臣. 中国人参 [M]. 上海科技教育出版社：上海, 1992

[7] 王筠默等. 中药药理学 [M]. 上海科学技术出版社：上海, 1984

[8] 王玉良等. 中国人参 [Z]. 吉林：吉林人参研究所, 1987

[9] 任仁安等. 中药鉴定学 [M]. 上海科学技术出版社：上海, 1984

[10] 江苏新医学院. 中药大辞典 [M]. 上海人民出版社：上海, 1977

[11] GB/T 18765-2015. 野山参鉴定及分等质量 [S]. 北京：全国参茸产品标准化委员会, 2015

[12] GB/T 22532-2015. 移山参鉴定及分等质量 [S]. 北京：全国参茸产品标准化委员会, 2015

[13] 上海市中药行业野山参等级规格 [S]. 上海：上海中药行业协会参

茸专业委员会,2016

[14] Fong Lam, Yi ping Hu.美国野山参野山平盖灵芝鉴定与应用 [M].美国健康出版社:美国,2010

[15] 辜旭辉,于文涛,栾春海,等.人参、西洋参种质资源的生态环境和分布 [J].人参研究,2006

图书在版编目（CIP）数据

人参的鉴别和应用 / 陈军力主编 . -- 上海 ： 文汇
出版社，2021.1
ISBN 978-7-5496-3409-5

Ⅰ．①人… Ⅱ．①陈… Ⅲ．①人参－基本知识 Ⅳ．
① R282.71

中国版本图书馆 CIP 数据核字 (2020) 第 270034 号

人参的鉴别和应用

陈军力 / 主编

责任编辑 / 竺振榕　王　骏
装帧设计 / 张　一

出版发行 / 文匯出版社
　　　　　　上海市威海路 755 号
　　　　　　（邮政编码 200041）
经　　销 / 全国新华书店
印刷装订 / 上海锦佳印刷有限公司
版　　次 / 2021 年 1 月第一版
印　　次 / 2024 年 6 月第三次印刷
开　　本 / 720×1000　1/16
字　　数 / 106 千
印　　张 / 8.25

ISBN 978-7-5496-3409-5
定　　价 / 68.00 元